KB218792

아우성
빨간책

이 책은 푸른아우성에서 상담한 내용을 바탕으로 집필하였습니다.
따라서 실제 상담할 때 사용하는 호칭인 '님'을 그대로 사용하였습니다.

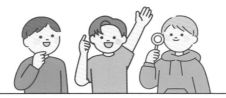

요즘 사춘기 아들을 위한
아우성 빨간책

푸른아우성 지음 | **구성애** 감수

이너북
INNERBOOK

변화의 첫걸음을 함께합니다!

　사춘기 소년들의 성은 더 이상 단지 '몸'만의 문제가 아닙니다. 이 시대를 살아가는 아이들은 생물학적 변화를 체감하기도 전에, 디지털 세계 속에서 성에 먼저 노출되고, 형성되고, 왜곡됩니다. 유튜브 쇼츠와 틱톡, 무분별한 웹툰, 채팅앱, 몸캠피싱, 그리고 AI 딥페이크까지―이제 아이들의 성은 현실보다 더 빠르게, 더 자극적으로, 더 은밀하게 어그러지고 있습니다. 우리는 이 거대한 변화 앞에서 어떤 준비도, 비전도 없이 너무 오래 머물러 있었습니다.

　《아우성 빨간책》은 그 변화의 물살 한가운데에서 다시 태어났습니다. 오랜 시간 청소년들과 가장 가까운 자리에서 상담해 온 '푸른 아우성'이 기존의 몸 중심, 관계 중심의 성교육을 바탕으로, 디지털 성 문제에 대한 생생한 상담 사례들과 가장 최신 정보까지 더해 내

놓은 귀중한 기록입니다.

　이 책이 지닌 가장 큰 힘은 '정직함'입니다. 사춘기 남자 청소년들이 느끼는 혼란과 불안, 자위와 음경 크기에 대한 집착, 첫 성관계를 향한 기대와 두려움, 음란물 중독과 성적 환상, 연애와 관계에 대한 갈망까지―그 무엇도 부정하거나 외면하지 않고, 오히려 있는 그대로 꺼내어 묻고 답합니다. 부끄럽다고 숨기지 않고, 위험하다고 금지하지 않고, 무지하다고 탓하지 않습니다. 이 책은 묻고, 들어주고, 이야기합니다. 아이들이 '말할 수 있는 성', '배울 수 있는 성', 그리고 '이해받을 수 있는 성'을 경험하게 합니다.

　특히 디지털 성 문제에 대한 강력한 대응력을 갖추고 있습니다. 단순한 기술적 정보 전달이 아니라, 실제로 '어떻게 해야 하는지', '어디서부터 잘못된 것인지', '어떻게 빠져나올 수 있는지'를 구체적으로 짚어줍니다. 몸캠피싱과 SNS 성희롱, 성매매와 딥페이크, 음란물 중독과 지인 능욕 등 가장 민감하고 절박한 질문들에 대해, 이 책은 도망가지 않고 정면으로 응답합니다. 사춘기 아이들이 마주한 이 위기는, 동시에 어른들이 직면해야 할 질문이기도 합니다.

이 책은 아이들을 위한 책이지만, 동시에 부모와 교사를 위한 책이기도 합니다. 성을 그저 통제하고 관리해야 할 문제가 아니라, 아이들의 '삶 전체'와 맞닿은 문제로 받아들여야 할 때입니다. 사춘기를 지나며 자라나는 이 아이들에게 '하지 마'라는 단속보다 더 필요한 것은, '왜 그런지' 함께 이해하고, '어떻게 할지'를 함께 고민해 주는 어른입니다. 이 책은 바로 그 어른이 되는 데 꼭 필요한 지혜를 담고 있습니다.

　부끄러움이 아닌 존엄으로, 억압이 아닌 책임으로, 금기가 아닌 공감으로―성은 이제 그렇게 다시 시작되어야 합니다. 새로운 시대의 성, 새로운 세대의 남자다움은 여기에서 시작됩니다. 그리고 이 책이 그 변화의 첫걸음을 함께 걸어 줄 든든한 동반자가 되길 바랍니다.

구성애

차례

Part

남자들의 세계에 온 걸 환영해

Part

2

사랑하고 싶어요

흔들리며 피는 꽃

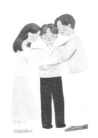

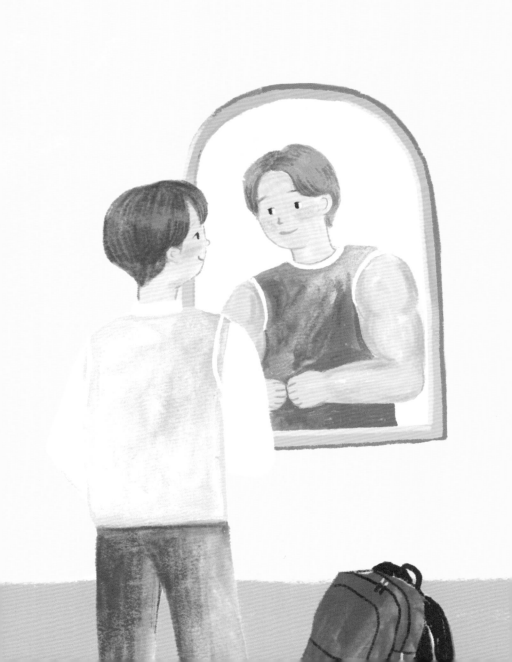

남자들의
세계에 온 걸
환영해

한국 남자의
음경 크기는
평균 얼마인가요?

제가 줄자로 음경 크기를 재 봤더니, 길이가 12㎝입니다.
여자들이 만족하기에는 너무 작은 길이인가요?
한국 남자의 음경 크기가 평균 8㎝라는데 정말인가요?

중3 남

대략 7㎝입니다

한국 남성의 음경은 발기 전에는 7㎝, 발기 후에는 평균 11㎝ 정도라고 알려져 있습니다. 이는 18세 이후, 생식기가 완전히 발달한 상태를 기준으로 한 수치입니다. 님의 경우, 평균 이상의 크기이므로 작다고 걱정할 필요는 없습니다.

성인 여성의 질은 촘촘한 주름으로 구성되어 있어, 외부 충격이나 감염에 강합니다. 평소에는 주름진 상태로 있다가 성관계나 출산 시에는 주름이 펴지며 상황에 맞게 확장됩니다. 따라서 남성의 음경 크기가 크든 작든, 여성의 질은 이를 수용할 수 있습니다. 오히려 음경이 지나치게 길거나, 자극이 과도하고 거친 경우 자궁 경부를 무리하게 자극해 통증을 유발할 수 있습니다. 그러므로 여성에게 만족스러운 성관계를 위해 중요한 것은 성기의 크기가 아니라 두 사람의 관계, 컨디션, 상황, 분위기, 대화입니다.

여성이 남성에게 이끌리는 요소는 매우 다양하며, 성기의 크기는 그중 하나에 불과합니다. 설령 성기 크기가 이상적이라 하더라도 센스, 유머, 자기 관리 및 성장 등에서 매력이 부족하다면 여성은 그 남성을 선택하지 않을 가능성이 높습니다. 반대로, 성기의 크기가 조금 부족하게 느껴지더라도 다른 면에서 충분한 매력을 느낀다면 여성은 그 남성을 사랑할 것입니다.

따라서 성기 크기에 집착하기보다는 다음과 같은 질문을 스스로에게 던져보는 것이 더 중요합니다.

어떻게 하면 더 다방면에서 매력적인 남성이 될 수 있을까?

어떻게 하면 여성의 마음을 더 잘 이해하고 공감할 수 있을까?

어떤 노력을 해야 여성들이 사랑하고 존경할 수 있는 남자가 될 수 있을까?

이러한 고민과 노력이 앞으로의 연애와 인간관계에 훨씬 더 큰 도움이 될 것입니다.

#음경 크기 #건강한 관계 #건강한 인간관계

친구보다
고환이
작아요

제 고환은 친구들의 반 정도 크기밖에 안 되고 정액 배출량도 적은 것 같아요. 음경 크기도 발기했을 때 10cm 정도밖에 안 되는 데 저에게 문제가 있는 걸까요? 참고로 자위는 일주일에 서너 번 정도 합니다.

중1 남

보는 위치와 각도, 발기 여부에 따라
크기는 달라 보입니다

발기했을 때 10cm라면 음경은 아주 정상입니다. 남성들은 수영장이나 목욕탕에서, 운동을 하면서도 다른 남성의 음경 크기를 보지요. 다 자란 성인들조차 친구들과 음경의 생김새를 비교해 보고, 크기도 따져 보고요. 여기서 문제는 보는 위치와 발기 여부에 따라 음경 크기가 달라 보인다는 것입니다. 그래서 자기 성기는 더 작게, 친구들

성기는 더 크게 보일 수 있거든요. 특히 본인의 성기는 위에서 아래로 내려다보는 경우가 많잖아요. 그러면 작게 보일 수밖에 없습니다. 그렇지 않더라도 발기했을 때 10㎝ 정도라면 정상적인 크기입니다. 게다가 지금 청소년이기 때문에 몸이 다 자란 다음에 비교해야 정확하지요. 자라는 속도는 사람마다 다 다르니까요.

단, 자위행위는 일주일에 한두 번 정도로 줄여 보기 바랍니다. 남성에게 생식 능력은 중요합니다. 그중에서도 정자 생성을 담당하는 고환은 시원하게 유지하는 것이 좋습니다. 자위를 자주 해서 음경의 온도가 높아지면 정자 생성이 부실해질 수도 있어요. 서양 의학에서는 자위행위와 정자 생성을 연관 짓지 않지만 동양 의학에서는 생식기관이 자리 잡히는 10대 초반에는 자위행위가 신장과 고환에 영향을 준다고 보고 있습니다. 일단은 자위행위 횟수를 줄여 보는 것이 좋겠습니다.

#고환 #음경 크기 #자위행위

한쪽 고환이
더 작아요

언제부터인가 한쪽 고환이 겉보기에도, 만져 봐도 크기가 너무 달라요. 무슨 현상일까요?
점점 차이가 벌어져서 걱정이에요. 완전 짝짝이예요.

중1 남

고환 크기는 다르기 마련입니다

남성의 고환은 원래 짝짝이입니다. 보통 왼쪽 고환이 오른쪽보다 크고 조금 아래쪽에 있는 경우가 많습니다. 건강 차원에서도 모양이 다른 것이 좋아요. 남성 생식기는 체온보다 보통 4~5도쯤 낮아야 활발하고 건강한 정자를 만들 수 있거든요. 생각해 보세요. 만약 고환이 같은 크기에 같은 무게, 같은 위치에 있다면 어떨까요? 두 개의 고환이 부딪칠 확률이 높겠죠.

그러면 마찰 때문에 온도가 올라갑니다. 고환이 짝짝이인 데는 다 이유가 있답니다. 몇 가지 다른 이유도 생각해 볼 수 있습니다. 우선 지금은 성장기이기 때문에 발달이 완전히 끝난 상태가 아닙니다. 중학생만 되어도 키가 크고 생식기에 털이 나서 다 컸다고 생각할 수 있지만, 몸은 18~19세까지 자랍니다. 내·외부 생식기는 다섯 단계를 거쳐 자란답니다.

사춘기는 10년에 걸쳐 완성됩니다. 몸이 다 자라는 18~19세까지는 마음에 여유를 갖고 기다려 봅시다. 몸이 다 자라도 양쪽 크기는 다를 가능성이 크지요. 눈이나 손, 발, 가슴도 자세히 보면 양쪽이 다르답니다. 양쪽이 완전히 똑같은 경우를 찾기가 더 어려워요. 정상이니까 걱정할 필요 없습니다. 다만 고환 크기가 비정상적으로 변하는지, 붓거나 아픈지 관찰할 필요가 있습니다. 붓거나 아픈 경우에는 바로 병원에 방문하여 검진을 받아 보기 바랍니다.

#고환 #18세까지 몸은 자란다 #아프면 병원으로

음경이 휘었고
통증도
느껴져요

얼마 전부터 성기 모양이 달라졌다는 걸 느꼈습니다. 전에는
이러지 않았던 거 같은데 걱정이에요. 음경 끝 쪽에서 통증도
느껴져요. 사정하는데 피도 났고요. 혹시 큰 병일까요?
아직 부모님께 말씀드리지 못했어요.

고2 남

통증은 문제입니다

우선 음경 모양은 큰 문제가 없습니다. 사람마다 음경의 모양은
다르답니다. 통증은 큰 문제가 아닐 수도 있지만, 가볍게 넘길 증상
도 아닙니다. 병원에 가서 꼭 진단을 받길 바랍니다. 이런 문제를 다
른 사람에게 이야기하기는 쉽지 않을 거예요. 성과 관련된 문제이기
때문에 더 민감하지요.

모든 사람은 여러 경험을 거쳐 어른이 됩니다. 아빠라면 같은 남

자니까 비슷한 경험을 했을 수 있어요. 본인이 생각하는 것보다 이런 문제를 잘 이해하고 귀를 기울여 줄 거예요. 만약 정액에 대하여 이야기하기 어렵다면 성기가 휘었다고만 이야기하면 어떨까요? 하지만 일단 병원에 방문한 뒤에는, 의료진에게 증상을 정확하게 이야기해야 합니다. 그래야 제대로 된 진단을 받을 수 있습니다. 환자에게는 민감하고 낯선 문제겠지만 의료진은 그런 증상에 대하여 전문가입니다. 증상을 숨김없이 이야기한 뒤 필요한 치료를 받기 바랍니다.

#음경 모양 #통증 치료

삼각이 좋아요?
사각이 좋아요?

그동안은 별생각 없이 엄마가 사다 주는 사각팬티를 입었거든요. 근데 체육 시간에 옷을 갈아입을 때나 수영장에 가 보니 제 또래 친구들은 대부분 딱 맞는 삼각팬티를 입더라고요. 솔직히 삼각이 더 멋져 보입니다. 그래서 엄마한테 나도 삼각으로 사 달라고 했더니 남자한테는 사각팬티가 더 좋은 거라고 합니다. 삼각이냐 사각이냐 그것이 알고 싶습니다.

중2 남

삼각 vs. 사각

사람마다 좋아하는 팬티가 다르고 각각 장단점이 있습니다. 사각팬티는 여유 있고 편안하지만, 어떤 사람에게는 그런 장점이 단점으로 느껴질 수 있지요. 무엇이 절대로 좋고 나쁘다고 정의할 수는 없습니다. 그날의 컨디션이나 활동량, 일정과 패션에 맞는 속옷을 골라 보기 바랍니다. 이제까지 스스로 사각팬티를 입으며 크게 불편함을 느끼지 않았다면, 사각팬티가 잘 맞는다고 생각합니다.

삼각이냐 사각이냐는 본인 취향입니다. 다만 성 건강과 관련해서는 생각해 볼 문제가 있습니다. 바로 고환 온도입니다. 앞에서도 강조했지만, 건강한 정자를 만들기 위해서는 고환 온도가 체온보다 낮아야 합니다. 너무 꽉 끼는 팬티나 통풍이 안 되는 소재의 옷을 장시간 입으면 고환 온도가 올라가면서 정자의 활동성이 떨어지고 정자 수에도 영향을 미칠 수 있습니다. 혈액 순환도 방해하고요. 운동할 때는 꽉 끼는 팬티를 피합시다. 장시간 앉아 있을 때도 이왕이면 헐렁한 속옷이 좋습니다.

군이 따지자면 성기 건강에는 사각팬티가 가장 좋습니다. 바지도 넉넉하게 입는 것이 좋고요. 하지만 팬티 모양보다는 평소 식습관, 운동, 스트레스가 남성 성 건강에 더 큰 영향을 끼칩니다. 팬티는 너무 꽉 끼지만 않는다면 상황과 기호에 맞게 자유롭게 선택하고, 청결하게 관리해 주면 됩니다. 깨끗한 속옷으로 하루에 한 번 갈아입으세요. 해지거나 얼룩지면 새 속옷으로 바꿔 줍시다. 운동량이 많거나 땀을 많이 흘린다면 중간에 한 번 속옷을 갈아입는 것도 좋습니다. 삼각이냐 사각이냐 고민은 그만하고, 속옷 입는 습관, 성 건강을 점검해 보는 계기 정도로 생각하기를 바랍니다.

#삼각팬티 vs 사각팬티 #성기 건강에는 사각 #통풍이 중요

유정이
뭐예요?

유정과 몽정의 차이가 궁금합니다. 자고 일어나면 발기되어 있고 소변을 볼 때도 오줌은 아닌데 뭔가 끈적끈적한 게 나와요. 본격적으로 자위하기 전에 발기가 됐을 때도 하얀 물질이 나오거든요. 이게 정상인가요? 너무 신경이 쓰입니다. 물론 몽정은 했고요. 이것도 정상인가요?

중2 남

알면 당당해집니다

유정은 성적 욕구나 자위행위 없이 정액이 흘러나오는 현상입니다. 깨어 있고 성적인 생각을 하지 않은 상태에서 음경이 발기되어 정액이 흐르는 것이지요. 어른으로 성숙하는 과정에서 일어나는 건강한 변화입니다. 걱정할 이유가 없습니다.

아침에 자연적으로 발기돼서 나오는 분비물이나, 자위하면서 정액이 나오기 전에 몇 방울 나오는 투명한 액체는 유정이 아니라 쿠퍼액입니다. 쿠퍼액은 정액이 다량으로 나오기 전에 나오는 액체입니다. 소변이 나올 때 묻어 있던 요소를 중화시켜서 정액이 나오는 길을 청소하지요.

정리하자면, 몽정은 수면 중에 정액이 흘러나오는 것이고, 유정은 깨어있을 때 정액이 나오는 현상입니다. 쿠퍼액은 정액이 나오기 전에 미리 나오는 몇 방울의 액체입니다. 모두 청소년기 발달 과정에서 나타날 수 있는 정상적인 과정입니다.

건강하게 잘 성장하고 있습니다. 자부심을 가지세요.

#몽정 #유정 #쿠퍼액

아침에
발기해도
괜찮나요?

아침에 일어나면 발기가 되어 있어요. 매일 이러는데 정상인
가요? 야한 꿈을 꾸거나 생각을 한 것도 만진 것도 아닌데 왜
아침에 발기가 되는지 모르겠어요. 아빠는 출장 중이고, 엄마
한테 물어보기는 좀 쑥스럽고… 왜 제멋대로 발기가 되는지
알려주세요.

중1 남

음경이 건강해지는 방법

생식기는 피가 들어왔다 나갔다 하는 기관입니다. 음경도 기본적
으로 혈관이라고 생각하면 이해하기 쉬울 거예요. 혈액이 계속 들어
가지 않아도, 계속 차 있어도 문제가 생깁니다. 피가 들어오고 나가
는 이 과정을 반복해야 생식기 건강을 유지할 수 있지요.

잠잘 때도 예외가 아닙니다. 보통 7~8시간을 잔다면, 잠을 자는

동안 3~5회 정도 발기됐다가 이완되는 과정을 반복한다고 합니다. 주로 깨어 있는 것에 가까운 얕은 수면 단계에서 발기합니다. 꿈의 내용과는 상관이 없고요. 발기는 음경이 건강을 유지하는 비결입니다.

#발기 #음경 건강 #수면 중 발기는 정상

샤워실이나 목욕탕에서 발기돼요

전 진짜 동성애자도 아닌데 샤워실이나 목욕탕, 탈의실처럼 옷을 벗고 알몸으로 있어야 하는 곳에 가면 저도 모르게 발기가 돼요. 사람들이 이상하게 쳐다볼 거 같기도 하고 저 자신도 너무 창피해서 진짜 고민이에요. 어떻게 해야 하나요?

고2 남

동해물과 백두산이…

샤워실이나 탈의실처럼 옷을 벗는 곳에서 자꾸 발기되어서 고민이군요. 더군다나 같은 동성끼리 있는 공간에서 그러니 혹시라도 다른 사람들이 이상하게 생각할까 봐 신경도 쓰이고요. 그런 순간에는 참 난감할 수 있을 것 같아요.

하지만 발기 현상이 반드시 성적으로 이상한 생각을 하거나 상상을 해서 생기는 것은 아니에요. 이번에 경험한 것처럼, 타인을 성적인 자극으로 느끼지 않았는데도 발기가 될 수 있어요. 발기는 자연스러운 혈액 순환 과정의 일부로 언제 어디서든 일어날 수 있으며, 다양한 자극 때문에 일어날 수 있는 신체 반응입니다.

지금 상황을 보면, 비록 동성이라 할지라도 타인과 함께 있는 공간에서 옷을 벗고 있다는 사실 자체가 뇌에서 자극으로 인식되었을 가능성이 있습니다. 아니면 혈액 순환에 의해 자연스럽게 발기가 된 상황이 탈의실이라는 장소와 맞물렸고, 그 순간 스스로 이상하다고 느끼거나 의문을 가진 탓에 이후 비슷한 공간에 있을 때마다 자꾸 의식하게 되면서 발기 현상이 더 두드러졌을 수도 있습니다.

혹시라도 성적인 맥락으로 해당 공간을 묘사한 다양한 표현물에 노출된 적이 있다면, 자신도 모르게 자극 요소로 작용해 몸이 먼저 반응할 가능성도 있습니다.

이렇게 다양한 이유로 발기가 이루어질 수 있고 성적인 이유가 아니라 자연스러운 과정으로 발생하기도 하니, 너무 의식하지 말고 가볍게 생각하다 보면 자연스럽게 넘어갈 수 있을 거예요.

우연히 발기되면 '음하하. 또 자신의 존재 가치를 확인하는 모양이군.' 하면서 쿨하게 인정해 주세요. 다른 생각을 해서 분위기를 바꿔보는 방법도 있습니다. 어떤 친구들은 마음속으로 애국가를 열심히 부른다고 하고, 가족을 떠올려 본다고도 해요. 나름대로 효과가 있다고 하니 진지하게 생각할 수 있는 주제를 몇 개 마련해 생각을 다른 곳으로 돌려 보세요. 큰일이 아니니 창피해하지 말고 느긋한 마음으로 순간적인 지혜를 발휘해 보기 바랍니다. 이런 부조화로 나타나는 발기 현상은 나이가 들면서 차츰 없어지고 안정적인 시스템으로 자리 잡아 갈 겁니다.

성장을 향해, 완성을 향해 변화해 가는 님은 아름답습니다.

#발기 #이유 없는 발기 #순간의 기지 필요

중3인데 아직
포경 수술을
안 했어요

자꾸 성기에서 더러운 게 나와요. 덩어리 같은 게 나오는데 포
경 수술을 안 해서 그런 건가요? 포경 수술은 해도 되고 안 해
도 된다지만 그래도 위생을 생각하면 하는 게 낫겠지요?

중3 남

20살 이후에 결정하기

아주 좋은 질문이에요. 세계적으로 볼 때 대부분의 나라에서 포경
수술을 하지 않고 있습니다. 가까운 일본만 해도 수술한 사람은 1%
밖에 안 돼요. 중국도 1.5% 정도고 유럽 나라들도 대략 1~1.5%, 노
르웨이는 0.9% 정도지요. 제일 많이 하는 나라는 유대교와 이슬람
교를 믿는 나라들이에요. 그다음으로는 미국인데, 지금은 인식이 많
이 바뀌어 포경 수술을 하는 숫자가 점점 줄고 있어요. 앞으로는 더
줄어들 것으로 전망합니다. 미군이 한국에 들어오면서 우리나라에

서도 포경 수술을 하기 시작했는데, 미국에서 한다니까 정말 필요한 수술인지 제대로 확인하지 않고 수술했던 부분이 컸어요.

물론 의학적으로 필요하다는 주장도 있습니다. 남성 생식기에서 나오는 분비물이 남성 자신에게도 염증이나 다른 병을 가져올 수 있고, 이 분비물이 성관계할 때 여성에게 전달돼 여성 생식기에도 안 좋다는 것이죠. 음경을 깨끗하게 관리할 수 있게 수술하는 것이 좋다는 의견이에요.

그런데 이런 의견에 반대되는 근거도 많습니다. 남성의 음경에서 나오는 분비물에는 아주 중요한 물질도 많이 담겨 있습니다. 귀두 밑부분 좁쌀같이 생긴 돌기에서 나오는 이런 분비물에는 스스로 균을 이기는 항균 물질도 있고, 면역력을 높이는 물질도 있으며 여성과의 관계 시 여성의 분비물을 받아들이는 수용체도 있고요. 우리는 그동안 이런 내용을 모르고 분비물을 더러운 것으로 알았던 것 같아요. 포경 수술을 많이 하는 국가 중 하나인 필리핀(91.7%)은 자궁경부암 발병률(10만 명당 22.5명)이 아주 높은데, 포경 수술을 가장 적게 하는 핀란드(0.82%)는 자궁경부암 발병률(10만 명당 4.7건)이 매우 낮습니다. 포경 수술을 하지 않으면 음경암에 걸릴 확률이 높다는 주장도 있지만, 음경암 자체가 매우 드문 병이어서 포경 수술의 효과를 이것으로 입증할 수는 없습니다.

포경 수술은 남성의 음경 앞부분인 귀두에 붙어 있는 껍질(포피)을 잘라내는 수술입니다. 귀두가 노출되면 그 겉이 딱딱해지는 각질화

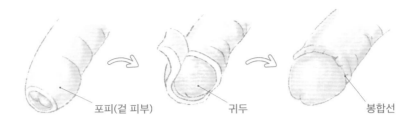

포피(겉 피부)　　　　　　　귀두　　　　　　　　봉합선

현상이 나타납니다. 이렇게 되면 수술하지 않은 귀두보다 둔해지고, 둔해진 만큼 생식기에 더 강한 자극을 주려고 할 수 있지요.

포경 수술이 필요한 경우도 있습니다. 스무 살이 넘어서도 귀두 부분의 껍질이 붙어 있다면 포경 수술을 생각해 볼 수 있습니다.

자, 종합적으로 결론을 내지요. 지금 당장은 포경 수술을 하지 마세요. 스무 살이 넘어서도 포피가 분리되지 않는다면 그때 수술해도 늦지 않습니다. 외국에서는 이런 때도 바로 수술을 하지 않고 마사지 등 다른 방법을 먼저 시도해 본답니다. 포경 수술을 안 했다면 생식기 관리만 잘해 주면 됩니다. 이틀에 한 번 정도 음경 껍질에 무리가 가지 않게 약간 위로 잡아 올린 상태에서 스펀지나 타월에 비누를 묻혀 살짝 닦아 주고 잘 헹구어 주면 됩니다. 지금처럼 스스로 몸을 잘 아껴 주길 바랍니다.

#포경 수술 #생식기 관리 #음경 분비물

포경 수술했어요.
억울합니다

초등학교 5학년 겨울 방학 때 포경 수술을 했습니다. 그때는 그냥 '아프다' 정도였고, 크게 신경 쓰지 않았어요. 그런데 성교육 책에서 포경 수술을 할 필요가 없고, 포피가 중요한 성감대라는 말을 듣고 심란해졌습니다. 수술을 해서 그런지 귀두가 둔감한 것 같고요. 제 성기능을 망가뜨린 부모님이 원망스럽기까지 합니다. 저는 앞으로 만족스러운 성관계를 할 수 없나요?

중3 남

만족감은 성기 감각만으로 좌우되지 않아요

포피와 귀두가 귀중한 성감대라는 것은 사실입니다. 귀두를 덮은 포피를 잘라 내면 귀두 부분이 상대적으로 수술을 안 한 귀두보다 둔감해질 수 있지요. 하지만 포경을 한 사람도 충분히 만족스러운 성생활을 할 수 있으니까 걱정하지 마세요.

음경은 구석구석 모두 성감대입니다. 게다가 즐거운 성관계는 성기 감각보다는 둘의 관계, 사랑, 상황, 상대방의 반응이 어우러져야 합니다. 촉감뿐만 아니라 시각, 청각, 미각, 후각도 있고요.

　　포경 수술보다 지금 받는 스트레스가 성 건강에는 더 나쁩니다. 수술을 한 친구들이더라도 문제가 있는 건 아니니까 좌절하거나 절망할 필요는 없습니다. 수술을 안 했더라도 남자와 여자의 몸을 모른다면 다 소용없습니다. 우리 친구에게는 멋진 성관계를 하겠다는 의지가 있기 때문에 공부와 노력이 더해진다면 포경 수술과 상관없이 누구보다 근사한 성의 주인공이 될 수 있습니다.

#포경 수술 #성기보다 중요한 건 관계

정관 수술을 하면
정자는
어떻게 되나요?

제가 오늘 가정 시간에 피임 방법을 배웠는데요. '정관 수술'
이라는 방법이 있다는 것을 알게 되었습니다. 고환에서 정자
를 만들어 내는 걸로 알고 있는데요. 정관 수술을 한다고 고환
이 정자를 안 만들지는 않겠지요? 그러면 새로 만들어진 정자
는 어디로 가나요?

중2 남

정자는 어디로 갈까

정관 수술은 정소와 정낭을 이어 주는 관을 잘라 끝을 묶어 사정
을 막는 수술입니다. 그렇다면 "정자들은 어떻게 되지?" 하는 궁금증
이 자연스럽게 떠오를 수 있지요. 수술하면 정자는 더 이상 요도를
통해 밖으로 나오지 않고 고환에 남아있거나 묶인 관까지만 여행을
합니다. 정관 수술 여부와는 상관이 없이 사정되지 않은 정자들은

몸에 흡수됩니다. 정자의 기본 성분이 모두 단백질이기 때문에 자연스럽게 분해되고 흡수된답니다.

사실 만들어진 정자의 1% 정도만 실제 사정이 됩니다. 정관 수술을 하면 정자가 계속 몸 안에 쌓인다는 것은 잘못된 성 지식입니다. 사정되지 않은 정자가 몸에 남아서 나쁜 영향을 끼치는 일은 없답니다.

정관 수술은 남성이 선택할 수 있는 피임법 중 하나입니다. 이번 기회에 여러 피임법을 공부하고, 나이와 경제 상황, 성관계 빈도에 맞게 피임을 계획할 수 있도록 준비하기 바랍니다. 대표적인 피임법의 장단점을 꼼꼼히 따져 보세요. 성관계 전에 파트너와 피임 방법을 이야기하는 시간도 꼭 필요합니다.

1. 콘돔

콘돔 사용 설명서에 맞춰 정확하게 사용하면 95% 이상 효과를 기대할 수 있습니다. 제품별로 기대 효과에 차이가 있으니 설명서를 꼭 확인해 보세요. 콘돔은 성병 예방에 효과가 있으며 상대적으로 값이 싸고 구하기 쉽습니다. 하지만 사람에 따라 착용감이 불편하다고 느낄 수 있으며, 성관계를 할 때마다 새 콘돔을 사용해야 합니다.

2. 정관 수술

한번 수술하면 높은 효과를 기대할 수 있고 매번 피임할 필요가 없어서 편리합니다. 다른 피임 방법에 비해 비싸고 성병 예방 효과도 없습니다. 정관을 복구하기 위해서는 재수술이 필요하기 때문에 신중해야 합니다. 출산 계획을 함께 고려하여 계획해야 합니다.

최근에는 남성용 먹는 피임약도 개발되었다고 하니 좀 더 간편하게 남성 피임이 가능한 시절이 올 것 같습니다.

#정자 #콘돔 #정관 수술

자위할 때 빨리 사정하는데 조루증인가요?

자위를 하는 남학생인데요. 주위 친구들은 자위를 몇십 분씩 한다고들 하는데 전 1분 내로 사정합니다. 이거 혹시 조루인가요?

중3 남

두 가지 기준

보통 음란물을 보면서 자위하다 보면 사정 시간이 점점 짧아집니다. 당분간은 음란물을 끄고 자기 몸 감각과 리듬에 맞춰 자위해 보세요. 이렇게 해 나간다면 조금씩 나아질 겁니다.

하지만 조루를 1분, 5분, 10분 이렇게 절대적인 개념으로만 생각한다면, 성을 마치 스포츠처럼 단순하게 여길 수 있습니다. 숫자에 매달리면 괜한 경쟁심이 생기고요. 성기만으로 행위를 하는 섹스 개념이 판치는 문화 속에서는 '누가 더 크고 시간을 오래 끄나' 하는 식의 기준이 중요하겠지요. 그런 단순화된 기준 속에서 조루는 아주 예민한 문제일 겁니다.

조루는 파트너와의 관계에서도 따져 봐야 합니다. 빨리 사정을 했더라도 상대방이 만족하면 조루라고 할 수 없습니다. 길게 한다고 해도 상대방이 힘들어 하면 조루는 아니더라도 별 의미가 없는 것이겠지요. 성관계를 하지만 서로 조화롭게 가지 못하고 혼자 하는 상황입니다. 성을 관계로 보는 성 개념 속에서 얼마나 서로가 조화롭고 만족스럽게 일치할 수 있느냐를 신경 쓰고 노력해야 합니다. '조화롭게 일치할 수 있는 능력'이 진정한 성적 능력이라고 할 수 있습니다.

자, 이제 결론입니다. 생식기가 다 성숙하지 않은 청소년으로서 혼자 하는 자위행위를 가지고 조루를 논한다는 것은 적합하지 않습니다. 앞으로 진정한 성적 능력을 갖추기 위해서는 공부도 열심히 해야 합니다. 남성과 여성의 몸, 여성의 심리, 생식기 특징 등을 알아야 하죠. 스스로 몸을 건강하게 잘 관리해야 합니다. 조절 능력이 뛰어나려면 체력이 뒷받침되어야 하니까요.

음란물은 이런 것을 절대 알려 주지 않고 흥분만 시킵니다. 너무 많이 보면 흥분도 더뎌지고 새로운 자극을 원하게 됩니다. 오랫동안 이런 생활에 젖다 보면 그때는 인간관계로 맺어지는 성관계가 번거롭고 어색해지기도 합니다. 부인과의 성관계보다 음란물을 보면서 혼자서 하는 것이 더 쉽고 편하게 느껴집니다. 실제 이런 부부들이 참 많습니다. 많은 부인이 울고 있어요. 지금 자위도 중요하지만 앞으로 파트너와의 성생활도 화끈하게 잘해야겠지요? 더욱 폭넓고 풍부하게 성을 배우고 익혀 갔으면 합니다. 인간의 성을 배우고 탐구해 가세요.

#자위 #조루 #조화롭고 만족스러운 성관계

어떤 상상을
해야 하나요?

자위할 때 어떤 상상을 해야 할까요? 음란물을 보고 하는 건 안 좋다고 하니 상상으로 하고 싶은데 주변 사람을 대상화해서 자위하다 보니 죄책감이 들기도 하고 내가 너무 더러운 인간인 거 같아서 마음이 불편해요.

고1 남

상상은 자유입니다

하지만 자유에는 책임이 따른다는 말이 있죠? 상상 자위의 책임은 아마 본인의 양심이라 생각됩니다. 음란물을 보기보다는 상상에 의한 자위가 훨씬 안전하고 올바른 방향이라 생각됩니다. 다만 내가 누군가를 상상할 때, 그것이 양심에 찔린다면? 이는 잘못된 방향이라고 말해주는 것이지요.

상상해도 양심의 버튼이 눌리지 않는 대상을 택하고, 그 이후 상상을 극대화해 보면 좋을 것입니다. 꼭 실존 인물이 아니어도 좋습니다. 마음에 드는 인물을 만들어서 상상한다면 아마 님의 맞춤 인물이 되지 않을까요? 상상에 대한 이야기, 어디까지 상상을 인정할 수 있을까요? 그렇다면 상상 속에서는 성폭행도 되는 건가요? 좋은 상상이란 무엇일까요?

어떤 상상이든 상관없지만, 하고 나서 나에게 불편함(대인관계, 일상, 감정)을 주는 상상이라면 피해야 합니다. 스쳐 지나가면 상관없는데, 일상에 집중하지 못하고 매몰되어 간다면 그것 또한 피해야 합니다. 이러한 의문이 드는 것 자체가 이질감을 느끼고 있다는 증거입니다. (예를 들어 "누나를 상상하며 자위해도 되나요?"라고 질문하는 것은 스스로 문제의식을 느끼고 있기에 질문하는 것으로 생각합니다.)

기억하세요. 조용한 나만의 공간에서 '심리적 죄책감' 없이 맘껏 성적 상상의 나래를 펼치며 내 몸의 감각을 즐기는 것이 상상 자위의 핵심입니다.

#자위 #심리적 죄책감 없는 상상

자위하다
가족에게 들켰습니다.
어떻게 대처해야 하나요?

자위하다가 엄마에게 들켰습니다. 순간 머리가 하얘지면서 온 세상이 정지하는 느낌이었습니다. 그날 이후 엄마를 피해 다녀요. 수치심에 죽고 싶어요.

중3 남

죽을 일이 아닙니다

자위하다가 들켰다고 해서 죄책감을 가지거나 자위에 대해 부정적으로 생각하지 않았으면 합니다. 다만, 그러한 모습을 보여준 것에 대한 사과는 필요하겠지요. 어머니께서 그 장면을 보았을 때 당황스럽거나 놀랄 수 있습니다. 그러니 상황에 따라 다르겠지만, 어머니께 얘기를 꺼낼 수 있는 상황이라면, 자신의 마음을 잘 추스른 후 자위행위에 대한 사과가 아닌, 방문을 잠그지 못해서, 그리고 자위하는 모습을 보여 드려 당황스럽게 한 점에 대해 죄송한 마음을 전달하면 좋을 듯합니다.

혹시나 님이 먼저 화를 내고 짜증을 내게 되면, 어머니께도 그 감정이 전달되어 감정싸움만 일어날 수 있기 때문에 내 마음부터 추스르는 시간이 필요합니다. 만약 말로 하기 어렵다면, 편지나 메시지 앱 등을 이용하여 마음을 전달하는 것도 좋은 방법입니다. 이러한 상황을 들킨 경우 서로 정말 많이 놀라고 당황스러울 것입니다. 하지만 어머니와 솔직한 대화의 시간을 가진다면 작은 해프닝으로 넘어갈 수 있으니 걱정하지 말고 본인의 진심을 얘기해 주세요!

어머니가 아닌 다른 가족에게 들켰을 때도 위와 같은 과정이 필요합니다. 자위행위에 대한 죄책감이나 수치심의 전달이 아닌, 님의 부주의로 인해 다른 가족에게 불편함을 준 것에 대해 미안함을 전달하면 좋을 것 같습니다. 앞으로 자위를 할 때는 문을 잠그고, 노크 부탁하기 등 이러한 상황이 반복되지 않도록 노력해야 합니다.

#자위 에티켓 #문 잠그기 #노크 부탁하기

집착적 자위 때문에
너무 괴롭습니다

저는 하루에 두 번 정도 매일 음란물을 보면서 자위하고 있습니다. 아무리 노력해도 자위 횟수를 줄이기가 너무 어렵습니다. 이젠 길에서 만나는 여자들이 음란물 속의 여성과 겹쳐 보입니다. 스스로가 변태 같지만, 이 굴레와 집착에서 벗어나게 도와주세요.

중3 남

야동 자위 말고 촉감 자위

자위 자체를 성생활로 즐기고 앞으로 파트너와의 성생활에도 도움이 되는 자위를 하면 됩니다. 이 자위법의 기본은 음란물을 끄는 것입니다. 음란물을 끄고 나서 영상이 아닌 내 몸 감각에 집중해야 합니다. 자위 자책감은 음란물의 내용이 원인일 수 있습니다. 음란물은 기본적으로 폭력적이고 가학적인 성이며 진정으로 필요한 사랑과 교류가 빠져 있습니다. 사람을 살리는 성이 아니라 사람을 병들게 만드는 성입니다.

이번 기회에 음란물을 끊어 봅시다. 처음에는 힘들겠지만 3개월에서 5개월 정도 지나면 수월해집니다. 지나가는 여자들을 보면서 떠오르는 생각도 옅어질 것이고요. 혹시나 이런 생각이나 이미지가 떠오르면 빨리 다른 일에 집중하거나 다른 생각으로 전환하도록 노력해 보세요. 처음에는 힘들겠지만, 점점 잘하게 될 것입니다.

생활에도 변화가 필요합니다. 혼자 있는 시간을 줄이고 사람들과 함께하는 시간을 많이 가지면 좋습니다. 친구, 이성 친구, 선후배, 봉사 활동, 동아리 활동 등 여러 관계에서 즐거움을 맛볼 수 있도록 도와주세요.

중독의 반대는 '관계'라는 말이 있습니다. 음란물과 자위가 주던 기쁨을 다른 즐거움으로 채워야 합니다. 정통으로 성을 공부하는 것도 방법입니다. 여자와 남자의 몸 공부도 시작합시다. 앞으로 꿈꿔야 할 멋진 성을 알면 음란물도 시시해집니다. 음란물을 계속 보더라도 기준을 갖게 됩니다.

남자는 평생 성 에너지와 싸워야 합니다. 특히 사춘기 때 이 에너지를 잘 관리하는 법을 배워야 합니다. 10대 때 성 행동의 기준을 세우고 배려의 기본기를 잡아야 합니다. 성 에너지와 충동은 운동과 도전, 탐험으로 힘을 돌려줍시다. 운동은 필수입니다. 근력과 체력을 길러 줄뿐만 아니라 도전과 스릴을 느끼고, 성취와 룰을 익힐 수 있습니다. 건강한 몸에 튼튼한 정신이 자랍니다. 너무 의기소침해 하지 마세요. 이번 기회에 성을 잘 정리하고 멋진 성의 비전을 가지면 됩니다. 지금부터 잘 준비하면 누구보다 멋진 성의 주인공이 될 수 있습니다.

자위 집착 #성 에너지 #건강한 자위 방법

자위 부작용을
겪고 있습니다

학창 시절 지나친 자위로 인한 건강 악화를 회복할 방책이 도무지 떠오르지 않는 탓에, 아우성 선생님들께 여쭤보려고 이 글을 올립니다. 25살이지만 지금부터라도 노력하면 늦지 않았다고 생각합니다. 부디 익명으로 이 글을 상담 사례에 올리셔서 저와 같은 피해자가 더 이상 속출하지 않기를 바랍니다. 중학생 때 음란물을 접하고 난 이후부터 고등학생 때까지 하루에 다섯 번이 넘도록 자위에 심취했었습니다. 학생 신분에서 오는 스트레스도 한몫했고요. 음란물 보고 자위하면서 해소하려고 했던 것 같습니다. '자유롭게 하면 건강에 아무 이상이 없고, 키가 크지 않는다는 말은 거짓말이다.'라는 말만 믿고 횟수가 지나치게 많다는 점은 간과했습니다.

그렇게 시간이 흐르고 군대도 제대하고 대학교 졸업을 앞둔 25살이 된 시점에서 우연치 않게 종합 검사를 받아 보게 되었는데, 초음파 검사로 장기를 검사해 보니 콩팥이 평균보다 상당히 작고 골다공증 수치가 매우 낮았습니다. 콩팥은 많은 분이 알겠지만, 몸의 독소를 걸러 주는 기관이며, 정상 크기의 1/4 정도만 있어도 생존에 지장이 없다고 합니다.

하지만 종합 검사 결과를 받은 당일 저녁에 보게 된 구성애 선생님 강의 내용은 충격적이었습니다. 물론 제가 받은 종합 검사가 자위와의 상관관계를 가정하여 진행되지는 않았습니다. 그러나 왠지 모르게 지나친 자위로 인한 증상이 현재 제 몸 상태와 묘하게 맞아떨어집니다.

구성애 선생님 말씀 중에 지나친 자위로 인해 콩팥에 무리한 영향을 주어 영양소 결핍과 더불어 뼈의 밀도가 약해진다는 점. 그것이 반복될 경우 신장에 영향을 줄 수 있다는 점입니다. 학창 시절 지나친 자위의 결과가 아닐까 싶습니다. 물론 학창 시절에도 구성애 선생님의 강의를 분명히 접했을지도 모릅니다. 하지만 사람은 본디 자신이 직접 겪지 않으면 모른다죠. 당시 '설마⋯' 하며 한 귀로 흘리고 귀담아듣지 않은 결과가 현재의 저를 만든 것 같습니다.

마지막으로 중고생들에게 진심으로 조언하고픈 말이 있습니다. 구성애 선생님의 말씀처럼 적절하고 자유로운 자위는 몸과 정신 건강에 좋습니다. 하지만 지나친 자위는 저처럼 피폐하고 돌이킬 수 없는 심각한 부작용을 초래하니 성장하는 청소년들이 건강하고 진실한 자위를 하기를 바랍니다.

25세 남

안녕하세요. 구성애입니다

먼저 후배들을 위하는 님의 진심 어린 마음에 감동받았습니다. 그리고 자신의 사연을 솔직하게 말해 주는 것도 쉬운 일은 아닐 텐데 그것 역시 고맙습니다. 저나 우리 상담원들이 더욱더 확신을 가지고 자위 상담을 할 수 있게 되어 얼마나 고마운지 몰라요. 아무튼 기분 좋은 만남입니다. 회복 방법은 크게 걱정하지 않았으면 합니다. 충분히 회복할 수 있습니다.

인간의 회복력은 엄청난 것이라 지금, 20대 중반에 노력한다면 얼마든지 회복됩니다. 실제 사례도 있습니다. 20대 중반까지 지나치게 자위행위를 했던 분이 있는데, 몸 상태가 바닥까지 내려가서 위기를 느낀 후 완전히 다른 사람이 되었습니다.

- 자위행위 횟수는 1주에 1~2회 정도로 합니다.
- 운동을 규칙적으로 합니다.
- 술, 담배를 하지 않습니다.
- 균형 잡힌 식사를 합니다.
- 잠을 잘 잡니다.

키 크는 것은 어렵겠지만 콩팥이나 골밀도는 기본적인 생활을 개선하는 것만으로도 충분히 회복될 수 있습니다. 신장의 기능은 생식기능과 아주 밀접하니 지금부터 잘 챙겨서 전화위복이 될 수 있게 해주세요.

이제는 성인이 되어서 고등학생 때처럼 무리하지 않겠지만 20대의 성 에너지는 여전히 강력합니다. 앞으로는 성에 대한 열정을 몸으로 풀기보다 성을 공부하고 연구하면서 풀어 보기 바랍니다. 정면돌파입니다. 님 또한 성을 진지하게 공부해 본다면 아주 즐겁고 신나지 않을까 싶네요.

님께서 보내준 글은 많은 남자 청소년에게 도움이 되도록 널리 알리겠습니다. 감사한 마음 전하며 건강하고 행복한 나날 보내길 진심으로 바랍니다.

#자위 부작용 #회복 방법 #성 에너지 관리

자위를
그만하고
싶어요

자위를 안 한 지 일주일이 지나니까 또다시 성욕이 차올라요. 야한 것을 찾게 되고, 또 발기되면 손으로 피스톤 운동하고 싶어서 미치겠어요. 이 시기를 어떻게든 잘 넘겨야 할 것 같은데 너무 힘들어요.

고1 남

제대로 자위합시다

자위를 억지로 참고 안 하겠다는 생각으로 스스로를 억압하지 마세요. 일상생활에 지장을 주지 않고 스스로 조절할 수 있다면 무리하게 참지 않아도 됩니다. 횟수는 주 2회 정도 괜찮습니다. 기왕 할 거라면 앞으로 성생활에도 도움이 되는 방법을 찾아 봅시다.

1. 성욕 vs. 성 에너지

성을 욕구로만 보면 꼭 해소해야 한다는 마음이 생깁니다. 시야를 넓혀 성을 에너지로 보면 이 힘을 어떻게 사용할지 선택할 수 있습니다. 성에 대한 관심과 생각, 힘이 얼마나 강한지 생각해 보세요. 그 강한 에너지를 성행위 외에 좋아하는 일이나 다른 활동에 쏟아 봅시다. 운동은 에너지를 발산하는 아주 좋은 방법입니다.

2. 음란물 없이 자위하기

음란물을 보면서 자위하면 몸의 감각을 제대로 느낄 수 없을 뿐만 아니라 사정 시간도 빨라집니다. 음란물은 생명, 사랑, 쾌락, 관계의 맥락에서 봐야 하는 성을 성기 삽입 행위로만 축소시킵니다. 왜곡된 성 지식과 가치를 마음에 심습니다. 음란물을 많이 보면 강렬한 이미지와 소리에 중독되어 사랑하는 연인과의 성관계가 시시해지고 지루해집니다. 음란물에 속지 맙시다.

3. 발기력을 높이자

자위로 조절력을 늘리면 미래 성생활에도 도움이 됩니다. 발기 시간을 15분에서 20분 정도 유지할 수 있도록 연습해 보세요. 여성은 자궁, 질에 충분히 피가 모이고 성관계를 할 만큼 흥분하는 데 20분 정도 걸립니다. 남자와 여자가 함께 속도를 맞춰 줄 수 있어야 모두 즐거운 성생활이 됩니다. 음란물을 끄고 내 몸 감각에 집중하는 것이 핵심입니다.

4. 청사진 그려 보기

성은 인간이 누릴 수 있는 정서적·육체적 쾌락입니다. 하지만 성기의 감각만 앞세우면 행동이 무분별해질 수 있지요. 내가 진짜 원하는 성생활이 어떤 모습일지 생각해 보세요. 사랑하는 사람을 만지고 성행위를 나눌 때 느낄 수 있는 사랑과 행복, 아름다움을 그려 보세요. 성욕에 끌려다니지 말고 내 몸의 주인답게 성을 즐기세요. 스스로에게 말하세요.

"나는 성욕에 끌려다니는 사람이 아니라 다스리고 관리할 수 있는 사람이다."

#자위 #성 에너지 #음란물 없이 감각에 집중

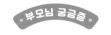

아들이 부쩍 성기에
관심이 많아졌습니다

아들이 아침에 팬티가 젖었다고 놀라서 몽정이냐고 묻더라고요. 학교에서 배워서 몽정이 뭔지는 알고 있었는데 막상 직접 겪으니까 당황한 눈치입니다. 일단 정상적인 변화라고 알려주고 안심시켰어요. 요즘 성기에도 관심이 커져서 성교육이 필요하겠다고 생각하고 있던 참입니다. 엄마, 아빠가 더 알려줘야 할 부분이 있을까요?

아빠의 지지가 필요합니다

많은 청소년이 신체 변화가 나타날 때 자신이 정상인지 아닌지 고민합니다. 이럴 때 아빠가 "나도 네 나이 때 그랬어."라고 해주면 큰 위로가 됩니다. 아빠 성기와 자신의 성기를 단순 비교하는 부분도 짚어주세요. 우러러봤던 아빠보다 더 크고 튼실해질 거라고 해주면 더 이상 성기 크기에 집착하지 않습니다. 아버지한테 인정받는 일은 대단한 사건입니다. 다음의 대화문을 활용해서 이야기해 보세요.

"사람은 5단계를 거쳐 성인이 돼. 지금 너는 1단계나 2단계인데 만 19살쯤 되면 5단계까지 다 자라 있을 거야. 그때 되면 아빠보다 훨씬 크고 튼실할 거야. 축하한다. 몽정을 했다는 건 고환에서 정자를 만들기 시작했다는 뜻이지. 여자처럼 임신하진 않아도, 아기를 만들 수 있는 존재가 된 거야. 지금부터 관리를 잘해야 돼. 아무하고 섹스하고 싶다고 해버리면 안 돼. 네 몸과 생명에 책임감을 가지고 행동하자."

현실적인 이야기도 덧붙여 주세요. 앞으로는 한국도 다른 나라들처럼 친부가 아이를 책임지는 방향으로 법이 바뀔 것입니다. 미국이나 유럽처럼 월급에서 양육비를 제할 정도로 강력하게 법이 개선됩니다. 좋은 대학을 나와서 명예를 얻고, 높은 자리에 있더라도 성 문제가 생기면 공든 탑이 다 무너집니다. 이런 이야기까지 해줘야 절제가 생깁니다.

무엇보다 역할 모델(Role Model)로서 아빠 역할이 중요합니다. 아빠가 하는 이야기와 생활, 부부 관계, 태도가 일치해야 혼란이 없고, 훈육에도 힘이 생깁니다. 가정에서 아이가 아니라 부부가 중심이 되기만 해도 기준이 잡힙니다. 부모가 먼저 밝고 건강한 성, 배려와 생명을 책임지는 성의 주인공이 되시길 바랍니다. 아빠가 해줄 수 있는 위대한 일입니다.

#부모의 역할 #아빠의 지지 #성교육

〈테너의 성장 발달 5단계〉

1단계		사춘기 이전 단계로 털이 나지 않았고, 음경(고환)의 크기가 크지 않습니다. (고환의 부피 1.5ml 미만)
2단계		고환이 2.5cm 이상 커지며, 음낭의 피부색이 약간 붉어지고, 털이 조금씩 납니다. 음경의 길이 변화는 없습니다. (고환의 부피 1.6~6ml)
3단계		음경과 음낭은 더 커지고 길어지기 시작합니다. 털이 짙어지고, 굵어집니다. (고환의 부피 6~12ml)
4단계		음낭 색이 눈에 띄게 짙어지고 어두워집니다. 음경이 두꺼워지고, 길이가 증가합니다. 털도 많이 나고 고환은 정자를 본격적으로 생산합니다. (고환의 부피 12~20ml)
5단계		음경 크기가 성인만큼 자라고 털이 수북하게 나서 다리 안쪽까지 넓게 퍼집니다. (고환의 부피 20ml 이상)

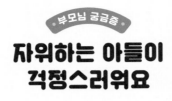

자위하는 아들이
걱정스러워요

중학생 아들이 자위를 합니다. 남자아이라 자위할 수는 있다고
생각하지만 아무래도 횟수가 너무 많은 것 같아요. 음란물도 많이
보는 것 같고요.
자위를 심하게 한 남자분이 부작용을 겪었다는 글을 보고 더 심
란해졌습니다. 자위를 하더라도 최소한 부작용도 없고 성기에
도 무리가 안 갔으면 좋겠는데. 무슨 좋은 방법이 없을까요?

음란물 자위에서 건강한 자위로 바꿔봅시다

일반적으로 음란물을 보면서 자위하면 충격적이고 자극적인 영
상 때문에 죄책감을 느낍니다. 내 감각이 아닌 음란물 속도에 맞춰
흥분하고 압박 강도가 세지면서 감각이 무뎌질 수 있습니다. 뿐만
아니라 음란물 속도에 맞춘 사정 속도와 습관은 조루와 섹스 리스의
원인이 됩니다. 지금 당장 생식기 건강 문제뿐만 아니라 이후 파트

너와의 성관계, 쾌락에도 악영향을 준다는 점을 강조해 주세요. 아들 스스로 필요성을 느껴야 합니다.

음란물과의 싸움에서 승리해야 합니다. 음란물을 보더라도 음란물에 빠지지 않고 지지 않아야 합니다. 한국 사회는 결혼 연령이 늦어지면서 미혼으로 지내는 시기가 길어졌습니다. 자위는 이 시기 동안 성욕을 건강하게 해소하고, 파트너와 성을 준비할 수 있는 방법입니다.

아들에게 어떻게 자위를 해야 건강하게 성에너지를 해소하고 성인의 성을 준비할 수 있는지 알려주세요. 다음 내용이 그 핵심입니다.

음란물을 끄고 방해받지 않을 수 있는 장소와 시간에 성적 상상을 하면서 충분히 발기될 수 있도록 머리부터 발끝까지 온몸을 정성들여 애무합니다. 그다음 천천히 음경을 마사지합니다. 흥분에서 사정까지 가는 시간을 15분 정도까지 늘려갑니다.

푸른아우성 남자 강사들과 상담원들도 이렇게 자위 방법을 바꾸면서 다양한 성감을 발견했고 발기력도 좋아졌습니다. 사정 시간은 2~3분에서 20~30분으로 늘어났고 만족도와 사정 시 쾌감도 커졌습니다. 온몸의 기혈을 완전히 충혈해서 사정하기 때문에 리듬, 강직도, 발사되는 힘이 달라지고 사정 조절 능력도 향상됩니다.

#건강한 자위 #음란물 없는 자위 #사정 조절 능력

사춘기를
이해하는 키워드

사춘기 하면 바로 초경, 몽정이 떠오릅니다. 초5쯤 딸이 생리를 시작하고, 중2쯤 아들이 목젖이 나오면 몸이 다 자랐다고 생각합니다. 성적 발달이 10년에 걸쳐서 완성된다는 인식이 없습니다. 내·외부 생식기는 18~19세 전후에 발달이 끝납니다. 10년이라는 긴 사춘기 동안 몸의 변화와 성장속도는 사람마다 다릅니다. 빠르고 늦는 것이 아니라 하나의 개성입니다. 사람마다 성장 속도가 다르고 생식기 모양도 조금씩 다르다는 것을 알면 이런 차이를 개성으로 받아들일 수 있습니다. 몸의 변화에 맞게 건강을 관리할 수 있어야 합니다.

테스토스테론

테스토스테론은 남성을 특징짓는 대표적인 호르몬입니다. 주로 고환에서 이 호르몬을 만드는데, 나이대로 살펴보면 9세부터 15세 사이에 가장 많이 나옵니다. 사춘기 이전 시기와 비교하면 20배 이상 많은 양입니다. 이 남성 호르몬은 크게 세 가지 특징이 있습니다. 첫째는 경쟁과 서열을 추구합니다. 스포츠, 게임, 서열 문화와 관련이 있습니다. 둘째는 공격적이며 활동적입니다. 셋째는 충동성입니다. 양에는 차이가 있지만 여자도 테스토스테론 호르몬이 분비되는데 일생 중 사춘기 시기에 가장 많이 나옵니다.

감정 변화

감정의 변화도 사춘기를 이해하는 한 축입니다. 한 연구소의 연구 결과를 보면 사춘기 10년 동안 1년 주기로 청소년의 성향이 바뀝니다. 감정 변화는 두 가지 패턴을 가지고 있으며 상호 작용을 합니다. 첫 번째 패턴은 1년 주기로 내향성에서 외향성으로, 외향성에서 내향성으로 이동합니다. 고2 정도는 돼야 균형이 잡힙니다. 두 번째 패턴은 순간적인 감정의 변화가 보통 10분 간격으로 극심해지고, 사춘기 초기에 집중적으로 일어납니다. 사춘기에는 이 두 가지 감정 변화의 영향으로 감정 변화가 큽니다. 이런 특징을 이해해야 2차 성징에 따른 심리적인 우울감이나 자신감 상실, 다른 사람과 자신을 비교하는 청소년의 심리를 이해할 수 있습니다. 아이들이 이런 변화를 알고 있으면, 본인 스스로도 덜 부대낍니다. 부모로서는 힘들겠지만 상황에 맞게 달래면서 이 시기를 넘어가야 합니다.

호기심

호기심의 영역이 있습니다. 성 호기심은 어떻게 풀어줘야 할까요? 호기심은 본능, 실제 성욕과는 다릅니다. 호기심은 크게 세 가지로 표현됩니다. 첫 번째는 지식입니다. 성 지식과 정보에 관심을 갖습니다. 샴쌍둥이는 어떻게 생기는지, 야한 생각을 하면 머리카락 빨리 자라는지, 정자는 얼마나 작은지 궁금해 합니다. 중요한 일은 아니지만 호기심이 있기 때문에 물어

봅니다.

호기심의 둘째는 간접 체험입니다. 우리만 해도 중학교 때 담임 선생님이 신혼여행 다녀오면 첫날밤이 어땠냐고 물어봤습니다. 미리 겪은 사람에게 실제 이야기를 듣고 싶은 마음입니다.

셋째는 직접 체험입니다. 초등학생들이 성관계를 했다고 가끔 뉴스가 나오는데 본능이나 성욕보다는 호기심 차원으로 접근해야 합니다. 궁금한 건 못 참고 몸으로 체험해야 직성이 풀리는 경우가 있어요.

정보나 간접 체험 사례는 아끼지 말고 알려 주기 바랍니다. 제대로 된 정보가 있어야 거짓 정보에 속지 않습니다. 특히 간접 체험이 중요합니다. 지식 정보만으로는 사람을 변화시키지 못합니다. 성병을 알아도 지식으로만 알 뿐입니다. 간접 체험에서는 교훈을 얻고 자신은 어떻게 할 것인가 기준까지 잡을 수 있습니다. 간접 체험은 아이들한테 중요한 성교육입니다.

알아 두면
살이 되고 피가 되는
남성 생식기 상식

발기

발기는 건강의 척도이며 성적 존재로서 흥분하는 단계입니다. 음경 안에
는 스펀지 같은 해면체 조직이 있는데, 성적으로 흥분하면 이 해면체로 혈
액이 몰리면서 음경이 단단해지는데 이 현상이 발기입니다. 음경은 성적
상상과 상관없이 발기되기도 합니다. 발기력이 생기는 것은 자연스럽고
귀한 남성의 성장 과정입니다. 일상생활에서 발기되었을 때, 대처하는 자
기만의 방법이 필요합니다.

총 90여 일이 걸리는 정자의 완성

고환 안에는 세정관이라는 꼬불꼬불하고 긴 관들이 있는데 여기서 정자
가 생성됩니다. 고환 안의 정자는 1분에 2㎜씩 전진해서 부고환을 거쳐 전
립선 주위의 저장소에 고여 있다가 요도를 거쳐 사정됩니다.

정자에 꼬리가 있기는 하지만 정자만으로는 운동성이 너무 떨어지고 에
너지도 부족합니다. 그래서 정낭과 전립선에서 정자가 나갈 때 윤활 기능

과 영양 공급을 동시에 해주는 정액을 분비해 줍니다. 한번 사정되는 정액의 양은 약 2~5㏄, 정자는 3억 마리 정도입니다.

 최초의 정원 세포에서 이 단계까지 걸리는 시간은 총 90여 일. 그래서 아이를 가지기 전 90일 동안 금연, 금주하면서 몸을 깨끗이 하라는 말이 있지요.

생식기 관리

 음경 사이에 끼는 하얀 물질은 치구입니다. 치구는 포피와 귀두 사이에서 만들어진 깨끗하고 미끌미끌한 분비물로 귀두를 촉촉하게 하고 부드럽게 움직이게 합니다. 포피가 자연스럽게 젖혀지게 하는 역할을 합니다. 다만 너무 오랫동안 씻지 않으면 냄새가 날 수 있기 때문에 하루에 한 번 미지근한 물로 닦아 내주어야 합니다. 귀두 피부 조직이 부드럽고 더구나 이 책을 읽고 있는 님들은 성장하고 있기 때문에 생식기 관리를 잘 챙겨야 합니다.

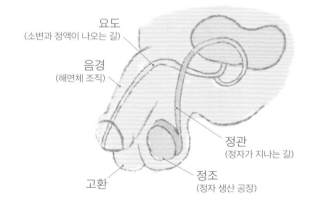

요도
(소변과 정액이 나오는 길)

음경
(해면체 조직)

정관
(정자가 지나는 길)

정조
(정자 생산 공장)

고환

〈 남성 외부 생식기 〉

음란물 없는
자기 위로
- 사랑 자위

사랑 자위

사랑 자위는 그 자체로 청소년의 성생활이며, 이후 파트너와의 성관계에 도움이 됩니다. 내 몸을 사랑하고 미래의 성관계를 준비하는 자위법입니다. 푸른아우성 남자 선생님과 30명의 청소년이 직접 사랑 자위를 시도해 본 결과, 음란물 자위보다 성적으로도 만족스럽고 자위 횟수도 줄었습니다. 사랑 자위법은 다음과 같습니다.

사랑 자위법

1. 나만의 공간에서 자위를 준비한다.

먼저 손을 깨끗이 씻어요. 반드시 문을 잠그고, 음란물은 보지 않습니다.

2. 나의 몸을 어루만지고 스스로 애무하며 느껴 본다.

몸 전체를 부드럽게 풀어주는 사전 단계지요. 성기는 제일 마지막에 천천히, 부드럽게, 정성껏 마사지한다. 음경은 뿌리 부분에서 시작하여 제일 예민한 귀두로 올라갑니다.

3. 성적 상상을 하면서 흥분 상태를 끌어올린다.

음란물에서 본 내용이 아니라 사랑하는 사람 또는 성적인 흥분이 되는 사람을 상상합니다. 성을 공부하여 건강한 성관계 시나리오를 바탕으로 상상해 보세요. 엎드려서 체중을 실어 자위하지 말고, 통증이 느껴질 정도도 압박하지 않도록 주의해요. 분비물이 약간 흐르면 발기가 충분히 된 상태입니다. 흥분에서 사정까지 걸리는 시간을 15분 내외까지 늘려 보세요. 이 상태에서 음경과 고환의 강직도를 최고조로 유지하는 훈련을 합니다. 서두르지 말고 청각, 후각, 촉각을 충분히 느껴 보세요.

4. 피스톤 운동을 하고 절정 순간에 사정한다.

피스톤 운동을 할 때 항문을 조이면 좀 더 감각적인 쾌감을 느낄 수 있습니다.

5. 편안한 자세로 충분히 이완될 때까지 기다린다.

휴식을 취하고 뒤처리는 깔끔하게 합니다.

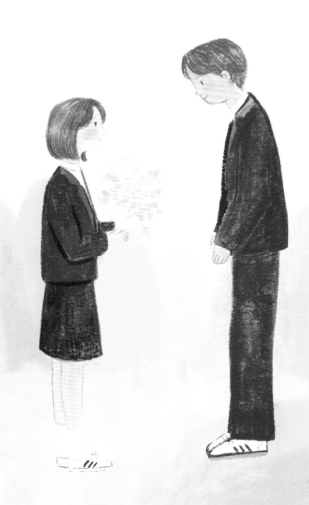

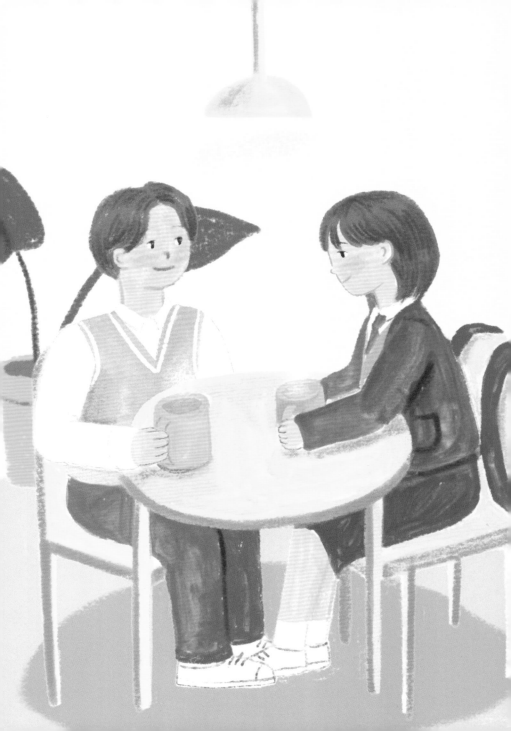

Part

2

사랑하고
싶어요

여자의
마음을
알고 싶어요

교육 만화에서 보니까 여자들은 자기 몸을 존중해 주고 부드럽게 관계하는 걸 좋아한다고 하더라고요. 그런데 포르노나 드라마 같은 데서 보면 거칠게 스킨십 하는 사람을 여자들이 좋아하는데 둘 중에 뭐가 진짜인가요? '낮져밤이'라는 말도 있잖아요. 이것도 음란물처럼 어른들이 꾸며 낸 이야기인가요? 물론 존중은 필요하지만 약하고 남자답지 않으면 여자가 매력을 못 느끼지 않을까요?

고2 남

진짜 강한 남자

'강하다', '남자답다'의 뜻을 잘 살펴보세요. 우리는 가끔 난폭하고 폭력적인 사람을 남자답다고 잘못 표현하는 경우가 많습니다. 포르노와 드라마에 나오는 상황을 생각해 봅시다. 포르노는 명확합니다.

그 자체로 폭력적이고, 여성을 사람이 아니라 가슴과 성기로 축소시켜 버립니다. 포르노에 나오는 내용이 옳지 않다는 건 쉽게 알 수 있습니다.

드라마는 다릅니다. 드라마에서 남자가 여자를 거칠게 다루고 스킨십, 성관계를 하는 모습을 멋있게 연출합니다. 완벽한 외모의 남자가 멋진 음악 배경에 맞춰 거칠고 박력 있게 키스를 합니다. 여자가 문을 가로막는데 남자가 힘으로 밀어붙여서 집 안으로 따라 들어갑니다. 손목을 잡고 어디론가 데리고 가지요. 많은 사람이 이런 상황에 열광합니다. 실제 상황이 아니고 드라마이기 때문에 여성들도 로맨틱한 상황으로 느낍니다. 드라마는 남자가 왜 저렇게 행동하는지 앞뒤의 상황으로 이유를 알려주기 때문에 시청자들은 남자 상황을 이해하게 됩니다. 정황상 여자도 속으로는 좋아하거나, 최소한 싫어하지 않을 거라는 전제가 있고요. 워낙 이런 장면이 많기 때문에 크게 거리낌이나 의문을 품지 않습니다.

하지만 이게 실제 상황이라고 생각해 본다면 문제가 달라집니다. 두려움에 마음과 몸이 굳어집니다. 여성들이 이런 드라마를 좋아한다고 해서 실제 상황에서도 괜찮을 거라고 생각하는 것은 오해입니다. 드라마나 예능에서의 박력은 실제 상황에서 폭력일 수 있습니다.

감정 표현이 풍성하거나, 운동을 싫어하면 남자답지 않은가요? 아닙니다. '남자다움'의 정의부터 새롭게 해야 합니다. 진짜 강하고 남자다운 성품이 무엇인가요? 상대방을 존중하고 부드럽게 파트너와 맞추는 모습은 약한 모습이 아닙니다. 성관계를 할 때 여성과 속도를 맞추려면 발기력을 오래 유지하고 성 충동을 관리하는 힘이 필요합니다.

여성은 질뿐만 아니라 자궁 전체에 혈액이 몰려야 몸이 성관계를 할 준비를 마칩니다. 남자보다 시간이 더 많이 걸리죠. 대략 15분에서 20분이 필요합니다. 이때까지 적절한 성적 흥분을 유지하고 발기와 사정을 다루는 남자가 진짜 부드럽고 강한 남자입니다.

여성에게 부드럽게 해준다는 것이 약한 남자라는 뜻이 아닙니다. 교감하고 교류할 수 있는 사랑의 능력이 있는 남자만이 믿음과 존경을 얻을 수 있습니다. 강자에게 강하고 약자에게 부드러운 사람이 진짜 멋있는 남자입니다. 강자에게 도전하고, 약자에게는 너그러워지십시오. 다른 사람을 살리고 돕는 데 쓸 수 있도록 힘을 키우고 다스리세요. 이런 관점을 가지고 나의 개성과 장점을 갈고 닦으면 그 자체로 나다움, 나만의 남자다움이 됩니다.

분별력을 가집시다. 남자답다는 말을 잘못 쓰는 사람들에 휘둘리지 말고 중심을 잡아야 합니다.

#성관계 #진정한 남자다움 #교감하고 교류하는 사랑의 능력

여자는
성욕이 없나요?

남자는 성 욕구가 엄청 많지만 여자는 성 욕구가 거의 없다고
들었습니다. 정말 여자는 성 욕구가 거의 없나요? 섹스할 때
여성은 별 느낌이 없나요? 여자들은 아무 느낌도 없는데 남자
들 때문에 성관계를 하는 건가요?

중2 남

여자도 있습니다

그럴 리가요. 여성도 성적 욕구를 지니고 있으며, 이를 부정하거
나 느끼지 못한다고 여기는 것은 잘못된 인식입니다. 다만, 여성의
성적 욕구와 반응은 남성과 다를 수 있으며, 이러한 차이를 인정하
고 이해하는 것이 중요합니다.

남성의 성 에너지는 외적으로 활발히 드러나는 반면, 여성의 성
에너지는 내면적이고 섬세한 특성을 보입니다. 이에 따라 남성은 시
각적 자극에 즉각적으로 반응하는 경우가 많지만, 여성은 정서적 안

정감, 심리적 친밀감, 환경적 요인을 더 중시합니다. 이는 여성의 성적 반응이 더 복합적이고, 성적 흥분에 도달하는 데 시간이 더 걸릴 수 있음을 의미하지만, 성적 쾌감이나 흥미가 없다는 뜻은 아닙니다.

성욕은 단순히 성기 삽입 이상의 의미를 지니며, 스킨십, 이성 교제, 친밀감 등 다양한 방식으로 표현됩니다. 특히 여성의 생식기는 생명을 잉태할 수 있는 강력한 에너지를 지니고 있으며, 이를 쾌락의 기능으로 전환할 때 그 능력은 매우 큽니다. 여성의 클리토리스는 외부적으로 작아 보이지만, 내부적으로 음경 크기 정도의 해면체 조직이 넓게 퍼져 있어 강력한 성감대를 형성합니다. 이는 남녀를 통틀어 오직 성적 쾌감을 위해 존재하는 유일한 기관입니다.

개인의 성적 욕구와 반응은 심리적 상태, 관계의 질, 건강 상태 등 다양한 요인에 따라 달라질 수 있습니다. 이는 남성도 마찬가지로, 사람마다 성적 반응의 스펙트럼은 매우 넓습니다.

여성의 성욕에 대한 왜곡된 인식은 종종 역사적, 사회적, 문화적 억압에서 비롯되었습니다. 많은 문화에서 여성의 성적 욕망은 억압되거나 부정적으로 여겨졌으며, 이는 여성들이 자신의 성욕을 표현하거나 탐구하는 데 제약을 가하게 했습니다. 이러한 환경은 여성들이 성욕을 덜 느낀다는 잘못된 믿음을 강화했지만, 이는 실제 성적 반응과 무관합니다.

#여성의 성욕 #오르가슴 #성의 스펙트럼

고백하고 싶은데
엄마가 반대해요

제가 좋아하는 여자애가 있고 그 여자애도 절 좋아하는 눈치예요. 고백하고 싶은데 엄마가 대학생 때까지 연애하면 안 된다고 하세요. 공부에 방해되고 건전하지 못한 행동을 할 수 있대요. 저는 꼭 그 아이에게 고백하고 싶은데 어떡해야 할까요?

중2 남

청사진을 그려 봅시다

좋아하는 느낌은 말하지 않아도 느껴지지요. 날 좋아해 주는 사람이 있다는 건 참 행복한 일입니다. 이런 좋은 느낌은 힘이 되어서 나를 발전시키고 성장시키는 동력이 됩니다. 교제는 상대방을 좋아하는 감정을 느끼고 표현한 후 결과까지 받아들이는 과정입니다. 어릴 때부터 이런 감정을 소중하게 가꾸고 감정 능력, 관계 능력을 키워가야 합니다. 어른이 돼서 갑자기 잘할 수는 없답니다. 하지만 엄마의 걱정도 일리가 있는 말씀이에요.

성 충동도 불쑥불쑥 올라오고, 준비되지 않은 상황에서 성관계할 수 있습니다. 맹목적인 감정에 휩싸여 해야 할 일들에 소홀해질 수 있어요. 특히 전두엽이 아직 덜 발달했고, 경험도 부족하기 때문에 지금 하는 행동이 어떤 결과로 이어질지 모르고 잘못된 선택을 할 수 있습니다. 잔소리라고만 생각하지 말고 엄마의 지혜라고 생각해 주세요. 아들에게 좋은 것만 주고 싶은 것이 엄마의 마음입니다.

우선 님 스스로 고백을 하고 나서 여자친구를 사귄다면 일상생활도 충실하고 성욕도 잘 관리할 수 있는지 생각해 보세요. 만약 상대방이 나를 거절한다면 그 의견도 존중하고 배려할 수 있는 그릇이 되는지 따져 보세요. 그럴 자신이 있다면 엄마에게 이런 상황을 감당할 수 있을 만큼 성장했고, 내 나이에 맞게 잘 연애해 보겠다는 계획이나 목표를 설명하세요. 마음만 앞서는 게 아니라 잘 해낼 준비가 되어 있다는 것을 보여 드릴 필요가 있습니다. 이제는 본격적으로 성을 공부해야 합니다. 어떤 성을 누리고, 어떤 성의 주인공이 될 것인지 비전이 있어야 거기에 맞게 나의 성과 에너지를 관리할 수 있습니다.

연애할 때 '서로에게 도움이 되고 아껴 주는 관계가 되자'라는 목표를 세우세요. 그 기준에 맞춰서 행동한다면 중간에 실수하거나 서로 상처를 주는 일이 있더라도 방향을 잃지 않을 거예요. 마음만 앞서지 말고 어떻게 사귀고 싶은지, 어떤 남자친구가 되고 싶은지 계획을 세워 보세요. 실제로 데이트 비용은 어느 정도가 필요하고 귀가 시간은 어떻게 할 것인지 생각해 보세요. 이런 내용을 잘 준비해서 이번 기회에 엄마, 아빠에게 친구가 얼마큼 준비됐고 성장했는지 보여 주세요.

#연애 #사랑 고백 # 연애의 목표를 세우자

모솔이에요.
어떻게 해요?

외모도 별로고 남고라 여자애들을 만날 일도 없어서 여자친구를 사귈 기회가 없어요. 뽀뽀는커녕 여자랑 손도 잡아 본 적이 없어서 자괴감이 들어요. 왜 나만 이런가 싶기도 하고 앞으로도 이러면 어떡하나 싶습니다. 보통 첫 키스를 중학교 때 제일 많이 하는데 저만 이게 뭐예요. 나중에 대학생 되어서 모솔이고 첫 키스도 안 해 봤다고는 솔직하게 이야기 못 할 것 같아요.

고3 남

기준은 자신이 만드는 것입니다

자괴감을 느끼다니요. 왜요? 너무나 잘 살아왔는데 남들이 말하는 기준으로 괴로워하다니요. 모든 사람은 존중받아야 합니다. 그 이유는 바로 '유일성'이에요. 이 시점에, 이 공간에, 이 지구, 이 우주 속에서 나라는 사람은 오직 하나뿐입니다. 이 자체만으로 소중하고 독

특한 것이지요. 나의 삶 자체가 유일하고 독특하기 때문에 내 기준으로 살면 됩니다. 다른 사람들의 말을 참고할 수는 있지만 정답은 아닙니다. 첫 키스를 몇 살 때 했냐, 얼마나 빨리했느냐가 중요한 것이 아니라 어떤 상황에서 누구와 했는지, 그 추억은 나에게 어떻게 남는지 그 내용이 중요합니다.

중학교 시절에 이미 첫 키스를 경험하는 친구들도 있고, 성인이 된 후에야 첫 키스를 경험하는 사람도 있습니다. 사람마다 사랑을 시작하는 시기와 경험은 모두 다릅니다. 특히 남학생들의 경우, 자신의 경험을 과장해서 이야기하는 경우가 많아 실제와는 차이가 큽니다. 그러니 다른 사람의 말에 지나치게 신경 쓰거나 조바심을 낼 필요는 없습니다. 자신만의 속도에 맞춰 자연스럽게 사랑을 받아들이고, 열린 마음으로 순간순간을 즐기며 살아가다 보면, 분명 특별하고 멋진 사랑이 찾아올 것입니다. 중요한 것은 타인의 경험이 아닌, 자신의 감정과 소중한 순간을 귀중히 여기는 것입니다.

#모솔 #나만의 기준 세우기 #멋진 사랑

여자친구를
만지고
싶습니다

여자친구를 만나면 자꾸 만지고 싶습니다. 여자친구는 싫어
하고요. 어떻게 해야 하나요?

고1남

마음먹기 나름입니다

함부로 만지는 행동은 어디서 시작되는 걸까요? 저는 사소한 일
상생활에서 나온다고 봅니다. 존중보다 욕망을 앞세우는 행동을 '남
자니까, 충동적으로 한 거니까, 거친 스킨십' 정도로 생각하고 인정
할 때 나온다고 봅니다.

우리는 '존중'이라는 말을 쉽게 쓰고 있지만 실제 인간관계에서는
그 존중의 의미를 잘 알지 못하는 것 같습니다. 무엇을 존중한다는
것인지, 어떻게 해야 존중하는 것인지. 상대방의 몸까지 아껴 주는

존중이라야 진정한 존중이라고 할 수 있겠지요. 남자들은 여성이 정말로 원하는지 철저히 확인한 후에 스킨십을 해야 합니다. 모든 것의 출발은 철저한 동의가 있어야 합니다.

순간적인 분위기에서 이루어지는 스킨십은 상대방에게 상처를 남기기 때문입니다. 키스가 키스로 끝나지 않고 애무로 이어지고, 끝내는 성관계로 이어지기 쉬운 상황에서 그 이후의 결과까지 대비하며 해야 하는데, 이런 준비의 필요성을 간과하고 있는 것도 사실입니다. 강요와 주저함으로 이루어진 성관계는 이후 임신과 같은 문제가 생겼을 때 여성에게 좌절과 분노, 억울함을 안겨 줍니다.

순식간에 가해자와 피해자로 나뉘어 버립니다. 스스로 완전히 원해서 한 일이라면 어려움을 겪더라도 당당하게 헤쳐 나가며 성숙의 계기가 될 수 있지만 반강제적으로 이루어진 경우에는 그렇지 못합니다.

한창때의 스킨십 욕구는 어쩌면 너무나 당연한 것입니다. 그런 욕망 자체가 나쁜 것도 아닙니다. 청소년이라고 키스나 애무를 하지 말라는 법도 없습니다. 하지만 욕망과 행동은 아주 다르죠. 상상만으로는 아무에게도 피해를 주지 않지만, 행동에는 결과가 따릅니다. 첫 관계가 실수나 실패로 남을 수도 있습니다. 이성 교제를 통해 몸의 충동과 감정의 현상을 느껴 보고 알아가면서 존중의 뜻을 잘 생각해 봐야 합니다. 이것은 앞으로 제일 필요한 덕목입니다.

존중과 책임의 원칙을 확고히 세우고 님과 여자친구가 감당할 수 있는 선에서 몸과 마음을 나누었으면 좋겠습니다. 마음에서 우러나오는 존중이 자연스레 몸에 배어 은은한 향기로 퍼져 가는 매너 있는 남성이 되길 간절히 바랍니다. 모든 것은 마음먹기에 달렸습니다.

#스킨십 욕구 #동의 필수 #마음에서 우러나오는 존중

성 충동을
참기가
힘들어요

16살 여자친구가 있습니다. 사귄 지도 6개월이 넘었습니다. 성관계를 너무 하고 싶은데 여자친구는 몸이 다 자랄 때까지 기다려 달라고 하네요. 피임하겠다는 데도 싫대요. 성욕을 참기 힘든데…. 어떻게 해야 할까요?

고2 남

잘 관리할 수 있습니다

성욕은 잘 다스릴 수 있습니다. 성욕, 시간, 돈을 어떻게 관리하느냐에 따라 성공한 인생과 실패한 인생이 갈립니다. 성욕을 무조건 참는다고 생각하면 억울하고 힘들기만 합니다. 내 욕구를 잘 다루고 관리한다는 차원으로 생각하세요.

즐거운 성관계의 첫 번째 원칙은 두 사람의 완전한 동의입니다. 누구라도 성관계 후에 억울한 마음이 들거나, 억지로 했다는 생각이 없어야 합니다. 동의 없는 상태가 바로 성폭력입니다. 법적 처벌을 받을 수 있는 엄중한 문제입니다. 성관계를 할 때까지 요구하고, 거절하기 힘들게 만드는 말과 행동이 강요입니다. 이렇게 성관계를 하면 여자친구는 피해자가 되고, 남자친구는 가해자가 됩니다. 성관계는 여자친구에게 당당하게 요구하고 받아 낼 권리가 아닙니다.

여자친구가 아주 똑똑합니다. 자기 몸을 잘 알고 있어요. 겉으로는 성인처럼 보여도, 내부 생식기는 아직 덜 자랐습니다. 일반적으로 18세는 되어야 완성됩니다. 질 주름이 촘촘해지면서 외부 자극에 변형이 쉬운 세포에서 상처나 감염에 더 강한 세포로 변합니다. 성관계나 임신, 출산을 감당할 수 있을 만큼 튼튼해지고요. 자궁경부가 다 자라지 않았는데 무리하게 성관계를 가지면 여성 생식기 건강에 악영향을 줄 수 있습니다. 더 좋은 성생활을 위해서 아껴두는 것이 지혜롭습니다.

이런 이유가 없더라도 여자친구가 싫다고 하면 억지로 해서는 안 됩니다. 성관계를 할 마음, 몸, 지식, 경제력이 충분히 준비될 때까지 성욕은 스스로 해결하세요. 건강한 자위 습관을 터득해서 멋지게 에너지를 관리합시다. 조절력도 높일 수 있고, 더 깊고 즐거운 성을 향유할 수 있습니다. 평균 100세 시대입니다. 앞으로 충분히 누릴 기회가 많습니다.

#성 에너지 관리 #성관계는 권리가 아니다 #18세는 되어야

관계를
하고 싶어요

공부에 집중해야 할 시기에 성욕 때문에 미치겠습니다. 공부한다고 앉아 있어도 자위나 섹스를 하고 싶다는 생각이 계속 떠오릅니다. 같은 반 친구가 자기는 해 봤다고 이야기하면서 여자애들도 사실은 좋아하는데 겉으로만 원하지 않는 척하는 거라고 이야기하더라고요. 친구도 성관계를 해봤다는 이야기를 들으니 더 참기가 힘듭니다. 주위를 둘러봐도 이런 이야기를 할 곳이 없습니다. 도와주세요.

고3 남

남자의 첫 경험도 소중합니다

너무나 솔직한 글입니다. 성욕은 불쑥불쑥 올라오는데 님의 친구는 직접 해보기까지 했다니 더 힘들었겠어요. 동갑내기 친구의 얘기는 인생의 참고서가 될 순 있지만 교과서는 아닙니다. 성관계를 한 번 해보는 게 인생의 목표인가요?

사실 남자의 첫 경험도 아주 소중합니다. 사랑하는 사람과 첫 경험을 나누는 것과 감정적 교류 없이 하는 성 경험은 하늘과 땅 차이입니다. 좋은 감정 위에 일어난 성관계는 성을 아름답게 느끼고 성이 인간관계임을 느끼게 해줍니다. 그래서 섹스 후에 관계가 더 깊어지고 상대방이 소중해집니다. 쾌락만을 위한 섹스는 관계가 아니라 욕구 해소입니다. 관계없는 성관계는 임신이나 감정적인 부분, 다른 문제가 생기면 귀찮고 상대방을 버리고 싶습니다. 자신도 나쁜 사람으로 느껴집니다. 성은 원래 이렇다는 그럴듯한 변명까지 덧붙이게 되고요. 상대방과 진심 어린 대화는 불가능하지요.

성관계를 해봤다는 친구에게 물어보세요. 성관계 후에 두 사람의 관계는 어떠냐고요. 둘은 사랑하는 마음이 있었는지, 서로를 소중히 아끼는지 물어보세요. 임신과 성병에는 어떤 대책이 있었느냐고요. 섹스만 생각했다가 어려움을 겪는 사람들이 많습니다. 사랑과 생명까지 대비해야 문제가 없습니다. 사랑이 무르익어 두 사람이 성관계를 원할 때 함께하는 섹스를 목표로 삼아 보세요. 이렇게 준비한다면 지금 성관계한 친구보다 분명히 훨씬 풍요로운 경험을 할 수 있습니다. 기쁨과 함께 자부심을 느낄 수 있습니다.

#남자의 첫경험 #사랑과 생명까지 대비해야 #성은 인간관계

무엇이
옳은 건지
잘 모르겠어요

혼전 순결이라는 말이 맞는 건지도 모르겠어요. 결혼 전에 성 관계를 해도 되는지 궁금합니다. 제 생각에는 순결을 성관계로 나누는 건 좀 아닌 것 같아요. 나름대로 생각해 봤는데, 일단 성인이 되어서 서로 좋아하는 사람끼리 할 수 있다고 생각해요. 피임도 하고 책임도 질 수 있어야 하죠. 그런데 제가 성관계를 하면 나중에 배우자나 여자친구가 배신감이 들지 않을까요? 사실 저도 제 여자친구가 성 경험이 있다고 하면 기분이 나쁠 것 같습니다.

어떻게 해야 할까요? 선생님이 딱 정리해 주면 좋겠어요.

고1 남

굉장히 멋지고 성숙한 친구네요

성을 쾌락으로만 보는 시대에 이런 질문을 하다니 참 기쁘고 고맙습니다. 성관계를 원한다면 해도 될까요? 사람마다 다른 문화 배경, 우선하는 가치, 성 지식이 다르기 때문에 혼전 순결에 대한 생각도 다릅니다. 다른 사람의 기준으로 나를 평가하면 마음과 행동에 맞지 않아 괴롭습니다. 님 스스로 기준을 세워야 합니다. 다른 사람들의 삶을 보고, 경험이 쌓이면서 생각과 기준이 선명해질 거예요. 한 번에 딱 결정되는 게 아니라 과정입니다. 시간이 필요합니다. 지금 내린 결정과 20대, 30대, 40대의 결정은 또 달라질 수 있습니다.

몸도 자랐고 피임도 준비했고 서로 동의했다면 최소한의 기준은 맞춘 셈입니다. 거기에 사랑과 생명까지 염두에 둔 성관계라면 더욱 아름답습니다. 사람마다 생각이 다르더라도 우리가 나아갈 더 나은 방향은 있다고 봅니다. 같이 고민하고 토론해야 할 부분이죠. 실수도 하고 힘든 일이 있더라도 그 경험에서 배우고 성숙하며, 좋은 기준과 방향을 갖고 걸어가면 됩니다.

연인이나 결혼 관계에서 서로가 첫 경험이냐는 문제는 자기 마음을 솔직하게 들여다봐야 합니다. 그 감정이 어디서 오는지, 어떤 생각, 경험, 욕구에서 오는지 쫓아가 보세요. 여자친구의 성 경험을 받아들이지 않는다고 찌질하다거나 쿨하지 못하다고 무조건 비난받을 일은 아닙니다.

다만 나와 기준이 다르고, 다른 경험을 한 상대방도 포용하고 갈 수 있어야 함께 걸어갈 수 있습니다. 물론 어디까지 내가 포용할 수 있는지 정말 솔직하게 판단해 봐야 합니다. 숨겨도 언젠가는 드러납니다. 나는 순결한지, 순결의 잣대를 여자에게만 두고 있는 것은 아닌지도 봐야 합니다. 다만 순결이나 성관계 경험을 생각할 때 성도 과정이라는 것을 기억해 주세요. 성 경험이 있든 없든 과거보다는 현재와 미래에 초점을 두고 생각하기 바랍니다.

#혼전 순결 #성은 과정 #마음 들여다 보기

경험 있다는
여자친구에게
배신감이 듭니다

1년을 넘게 사귄 여자친구에게 남자친구가 있었고, 성관계까지 가졌었다는 것을 우연히 알게 되었습니다. 솔직히 배신감이 듭니다. 저는 성인이 될 때까지 참아야 한다고 생각해서 손만 잡았는데… 머리로는 이해하려 해도 마음은 차갑게 식어갑니다. 제가 너무 고지식하고 못난 남자일까요?

고2 남

한 인간으로서 온전한 인정과 존중이 필요합니다

1년 넘게 사귄 여자친구의 성관계 경험을 알게 된 후, 감정 변화가 생겨 고민이군요. 아마도 그동안 내가 여자친구를 위해 일부러 배려하고, 조심해왔던 행동들이 한순간에 무의미한 것처럼 느껴질 수 있고, 님을 속였다는 생각이 들어서 더욱 배신감을 느낄 수 있지요. 충분히 공감되는 상황입니다.

하지만, 여자친구의 과거 성 경험이 지금 우리의 관계를 위태롭게 만들 만큼, 그리고 님의 마음을 힘들게 만들 만큼, 큰 의미가 있는 것인지, 한번 생각해볼 필요가 있습니다. 과연, 내가 여자친구를 사귀는 과정에 있어서 성 경험이 없어야 했던 것이 사랑과 연애의 중요한 조건이었을까요? 만약, 그렇다면, 혹시 내가 가지고 있는 성에 대한 기준의 틀에 상대방을 끼워 맞추려하고, 그 틀에 해당하지 않으면 섣불리 단정 짓고 평가내리는 자기중심적인 모습으로 상대방을 바라보고 있었던 것은 아니었을까요? 혹시 나도 모르게 성 경험이 없는 여자에 대한 순결, 또는 깨끗함 등에 대한 환상을 가지고 있었던 것은 아닐까요? 등등 자신이 현재 느끼는 감정의 진짜 이유를 깊이 있게 살펴볼 필요가 있습니다.

상대방이 원인이 되어 상황이 만들어지긴 했지만, 배신감을 느끼고, 사랑의 감정이 식어가고, 내 마음이 힘들다면, 나의 내면에 특히 불편감을 유발하는 어떤 이유가 존재하는 경우들이 많거든요.

물론, 아직 청소년 시기에 여자친구가 성 경험을 한 것을 잘했다거나, 옳다고 볼 일은 아닙니다. 하지만, 그 당시 여자친구 입장에서 자기만의 어떤 사정이나 계기가 있었을 것이고, 그 경험이 현재 사랑하는 남자친구인 님과의 관계에 긍정적인 영향을 주지 않을 거라는 판단에 말을 하지 않았을 수 있습니다.

또한, 그 당시의 경험이 여자친구에게는 어떤 배움이나 깨달음의 계기가 되었을 수도 있지요. 어찌됐든, 과거의 성 경험은 그저 과거에 있었던 일일 뿐입니다.

인간은 늘 흐르는 시간 속에 다양한 시행착오와 경험을 하면서 변해갑니다. 그래서 과거의 내가 있기에 지금의 내가 있는 것이기도 하지만, 과거의 나와 지금의 내가 같은 것도 아니지요. 그래서 우리는 상대방을 현재 '있는 그대로' 바라봐주고, 인정해주는 것이 중요하답니다. 사랑한다는 것은 둘이 하나인 것처럼 느껴지는 일치감일 수도 있지만, 인간과 인간의 동등한 주체로써의 관계이기 때문에 한 인간으로서의 온전한 인정과 존중도 필요한 것입니다.

과거의 여자친구가 성 경험을 했던 것은, 과거의 그녀가 한 행동이지요. 지금 사귀고 있는 여자친구는 1년 넘게 님이 사랑하고 좋아하는 그 모습, 그 자체로의 여자친구입니다. 즉, 과거와 현재의 상황을 분리하여 생각할 필요가 있답니다. 또한, 진정한 사랑은 아껴주는 것입니다. 아껴준다는 것은 함부로 대하지 않는다는 것이지요. 님이 현재 여자친구를 사귀면서 함부로 대하지 않았던 모습들이 아껴주는 모습일 것입니다.

그런데, 함부로 대하지 않는다는 것이 단순히 몸, 신체 접촉에 대한 것만은 아닙니다. 상대방의 생각, 의견, 존재 자체를 함부로 대하지 않는 것을 의미합니다. 과거의 행동이나 경험으로 현재의 상대방을 함부로 단정 짓고, 편견을 가지고, 내 감정에 이끌려 상대방을 나쁘게, 또는 잘못이라고 평가를 내리지 않는 것이 '아껴주는 것'을 의미합니다.

여자친구의 과거 성 경험으로 여자친구의 존재를 함부로 단정 짓지 말고, 현재 관계에서 중요한 가치가 무엇인지 이참에 함께 대화를 나누고 생각해보면 좋겠습니다. 그리고, 이번 사실로 인해 님이 힘든 마음이 든다면, 도리어 이번 기회에 진솔하게 여자친구와 대화를 나눠보고, 나와 여자친구의 마음을 다시 확인해보는 과정을 가져봤으면 좋겠습니다.

더불어, 여태 님의 성 행동에 대한 본인의 기준과 그간 해왔던 노력을 스스로 좀 더 가치있게 봐주면서 멋진 자신의 모습에 큰 의미를 부여해주면 좋겠습니다. 고지식하고 못나서 님의 마음이 변한 것이 아니라, 상황적으로는 충분히 배신감과 사랑에 대한 실망감 등은 느낄 수 있는 겁니다. 또한, 자신이 이성 교제 시 스킨십에 대한 자신만의 기준을 가지고 지켜왔던 것이 고지식한 면인 것도 아니지요. 도리어 할 수 있지만, 하지 않았고, 조심하고 신중한 태도로 여자친구를 대해왔던 스스로의 모습이 얼마나 멋진 남성으로서의 모습이었는지, 도리어 으쓱해 하면서 앞으로도 지금처럼 여자친구와 안전하고 건강한 기준을 가지고 연애하면 좋겠습니다.

#이성 교제 #성 경험 #평가가 아닌 존중

첫 성관계를
멋지게 하고 싶어요.
뭘 준비해야 할까요?

저는 아직 성관계 경험은 없습니다. 조금 있으면 성인이고 성관계도 하게 될 텐데 어떻게 하면 잘할 수 있을까요? 미래의 여자친구를 위해서 뭘 준비하면 좋을까요?

고2 남

주인답게 준비하자

주인답게 성관계를 준비하는 모습이 멋집니다. 필요한 정보도 찾고, 상담을 요청하는 실천력도 있기 때문에 멋진 성을 누릴 수 있을 거라고 믿습니다.

혹시 래프팅을 해 본 적이 있나요? 래프팅은 고무로 만든 배를 타고 노를 저으면서 빠른 물살을 타는 스포츠입니다. 함께 노를 저어야 하기 때문에 협동심과 인내심이 필요합니다. 안전 장비도 챙겨야하죠. 헬멧, 노, 구명조끼를 갖추고 위험한 장소가 어디인지도 알아

뒤야 사고 걱정 없이 스포츠를 진짜 재밌게 즐길 수 있습니다. 성관계도 똑같아요. 안전 장치로는 피임, 당사자 간의 적극적인 동의가 필요하고, 서로의 몸과 속도에 맞게 관계하기 위해서 협동심과 인내심이 필요하지요. 어떤 길로 갈지 미리 알아두는 것처럼 서로 원하는 성관계, 몸도 잘 알아야 합니다. 성관계 개념도 새롭게 해야 합니다.

성관계는 함께하는 것입니다. 여자가 주고, 남자는 정복하고 이런 구시대적인 생각을 뛰어넘어야 합니다. 성관계 성패를 성기 삽입에 두지 마세요. 뭐든지 첫 단추가 중요합니다. 성관계도 본질은 관계입니다. 애정, 배려, 신뢰가 기본이 됩니다.

용기도 필요합니다. 여자, 남자 모두 성관계에 두려움이 있어요. 여자는 성관계나 성을 이야기하기를 꺼립니다. 성을 많이 아는 여자, 성 경험이 많은 여자처럼 보이고 싶지 않거든요. 남자는 성관계를 잘못할까 봐 걱정이 많답니다. 발기가 안 되거나, 여자친구를 만족시키지 못할까 봐 불안하지요. 이런 걱정이 성관계를 망칩니다. 이런 걱정을 뛰어넘는 용기가 필요합니다. 서로 대화를 해야 무엇을 원하는지 알 수 있습니다.

#성관계 #서로의 몸과 속도에 맞게 #용기와 대화

여자는 첫 경험 때 아프다는데 진짜예요?

여자들은 첫 경험 때 많이 아프다고 하던데 정말인가요? 사람마다 다를 것 같긴 한데, 얼마나 아픈 건지 궁금해요.

고1 남

여자의 몸, 여자의 쾌락

친구가 알고 있는 것처럼 여성의 첫 경험의 느낌은 사람마다 모두 다릅니다. 몸 상태나 준비 정도에 따라 다를 수 있습니다. 성관계 통증에는 여러 가지 이유가 있지만 가장 일반적으로 두 가지 정도 꼽을 수 있습니다.

첫째, 여자와 남자의 몸 차이입니다. 여자는 보통 성관계를 감당하고, 쾌감을 느낄 정도로 몸이 이완되기까지 보통 15~20분 정도 걸립니다. 여성은 질, 자궁 전반에 혈액이 모여야 몸도 충분히 이완

되고, 성관계가 원활할 수 있도록 천연 윤활유를 만들어 냅니다. 반면 남성 성기는 발기부터 사정, 이완까지 필요한 시간이 짧습니다. 음경에만 피가 몰리면 되기 때문이죠. 여자가 준비되기 전에 음경을 삽입하려고 하면 통증을 느낄 수 있습니다.

입장을 바꿔서 남자가 발기가 안 된 상태에서 삽입을 한다고 생각해 보세요. 말이 안 되죠? 여자도 마찬가지예요. 충분히 흥분하고 혈액이 모이면 그때 삽입할 준비가 돼요. 액도 충분히 나와야 통증이 없지요. 삽입 시점은 두 사람이 함께 조율해야 합니다. 남자들은 평소 훈련을 통해 발기부터 사정까지 시간을 10분에서 15분 정도까지 조금씩 늘려 가야 하지요.

둘째, 강하고 빠른 피스톤 운동입니다. 일반적으로 성관계를 할 때 강하게만 자극하면 성적 쾌감도 높을 거라고 착각하는 경우가 많습니다. 음란물에서 나오는 성관계 모습을 떠올리기 때문이죠. 너무 강하게 자극하면 오히려 복통만 일으킬 수 있습니다. 대부분 남자들이 여자의 몸, 오르가슴, 성감대에 대한 지식이 전혀 없습니다. 따라서 자신이 사랑하는 여자를 정말 행복하게 해주고 싶다면 남자들은 공부해야 합니다.

강하고 빠른 피스톤 운동을 여자들이 좋아한다는 생각은 완전히 버리세요. 절대로 아니니까요. 여성의 속도에 맞춰야 합니다. 서로의 몸과 생식기 구조도 잘 알아야 합니다. 서로 원하는 성관계도 공유하고요. 남자와 여자 모두 첫 관계가 중요합니다. 첫 관계가 이후 성관계의 기준이 될 수 있어요. 습관, 패턴이 되는 거죠. 님이 원하는 성의 모습과 기준을 세워 보세요.

#성관계 #여자와 남자의 몸 차이 #공부하고 대화하자

첫 관계를 하고 나면
어떤 생각이 들까요?

전 학교에서는 나름 성실한 모범생입니다. 자위나 야동도 그리 좋아하는 편은 아니고 특별히 성 욕구나 충동이 많은 편도 아닙니다. 하지만 요즘 들어 성 욕구가 계속 생기고 자위로는 해소가 안 됩니다. 직접 경험해 보고 싶다는 생각이 듭니다. 물론 성관계를 한다면 피임을 철저히 할 거예요.

고1 남

관점을 바꾸자

첫 성관계에 대한 느낌은 그 당시 상황과 둘의 관계, 성격, 가치관, 피임 여부에 따라서 달라집니다. 두 사람이 성관계에 동의했고 피임을 철저히 한다면 최소 기준은 맞춘 셈입니다. 이 정도 기준과 책임감도 없는 사람들이 많습니다. 쾌락과 감각만 좇는 시대에 자기 기준이 있는 님을 만나서 반갑습니다. 즐겁고 건강한 성의 주인공이 될 자질이 충분합니다.

좋은 관계, 만족스러운 관계는 사랑과 생명, 쾌락이 함께하는 성입니다. 성관계도 본질은 관계이기 때문에 좋은 관계 위에 즐거운 쾌락이 깃듭니다. 쾌감, 쾌락 측면에서도 더 높은 곳으로 나아갈 수 있습니다. 이런 큰 맥락에서 기준을 가져 보기 바랍니다. 일차적으로 나는 피임하고 서로 동의만 하면 된다는 기준에 맞출 것인지, 여기서 한 발 더 나아가 서로 좋아하고 신뢰할 수 있는 파트너와 할 것인지도 생각해 보세요. 나는 어느 정도에 만족할 수 있는 사람인지 알아야 합니다.

이제 16살입니다. 첫 성관계는 몸이 완성되는 18세 이후로 계획하길 바랍니다. 피임, 성병, 생명에 대한 지식을 갖추고 있는지도 점검하고요. 여성의 몸, 남자의 생식기도 공부해야 합니다. 대화도 굉장히 중요합니다. 이런 준비를 하고 성관계가 사람과의 교류라는 관점을 갖고 있다면 최소한 첫 성관계가 후회나 실패로 끝나지 않을 거예요. 시간이 좀 더 지나서 돌아본다면 서툴고 부족하지만 웃으며 떠올릴 수 있는 추억이 될 겁니다.

#첫 관계 #몸에 대한 공부 #피임과 동의는 최소 기준

상대방도 동의하는
즐거운 성관계를
하고 싶어요

한번 성관계를 해보고 싶다는 마음이 강하게 듭니다. 사실 저를 1년 동안 짝사랑한 여자애가 있거든요. 걔한테 한번 부탁해 볼까 하는 한심한 생각까지 한 적도 있습니다. 성 욕구 때문에 좋아하지도 않는 여자와 관계하기는 정말 싫고, 혼자 하는 자위도 지겹습니다. 서로 진짜 원할 때 성관계를 하고 싶은데요. 남자는 이렇게 성욕이 많은데 여자는 왜 안 그럴까요?

고3 남

괜찮아?

어른들보다 훌륭한 청소년들이 참 많습니다. 고민이 사실적이고 진심도 있고 예의도 있네요. 너무 예쁩니다. 어떻게 이렇게 성숙할까요? 서로 동의하는 것은 물론이고 여자도 즐거워야 한다는 생각은 한 차원 더 높은 수준입니다. 욕구가 있을 때 서로 즐겁게 하고 싶다는 생각을 하다니, 대단합니다. 어른들은 상상도 못 하는 일이라고 생각해요.

우선 왜 이렇게 여자는 성 욕구가 남자와 같지 않은지부터 간단하게 살펴봅시다. 이걸 알아야 어떻게 아름다운 성관계로 갈 것인지를 알 수 있습니다. 진짜 쾌락, 여성의 쾌락은 생명력과 쾌감이 같이 갑니다. 이런 이야기 못 들어 봤을 거예요. 남성의 생명력, 힘은 뭘까요? 씨를 뿌리는 데 있지요. 그래서 뿌리기에 가장 적합한 생식기 구조로 되어 있습니다. 씨앗을 질에 뿌리고 깊숙이 넣기 위해 지금과 같은 남성 생식기 모양이 된 것입니다.

하루에 성인 남자는 정자를 몇 개 정도 만들까요? 대략 고환에서 하루에 1억 개씩 만든다고 하는데 임신하려면 3억 개 내외가 필요하대요. 계산해 보면 3일에 3억 개 정도가 되니까 몸에 출렁이는 욕구가 생길 수 있지요. 생산력이 강한 30대까지는 가만히 있어도 일주일에 몇 번씩 성욕이 차오르고 사정하고 싶을 수 있습니다.

그런데 여성은 아주 달라요. 여성의 생식기는 씨(정자)를 받아 내는 길인 질이 있고, 인간을 키우는 자궁도 필요하고, 난자를 키워서 나팔관으로 옮겨 놔야 합니다. 음경처럼 간단하지 않아요. 정자와 난자도 굉장히 다릅니다. 남자는 태어날 때 씨앗(정자)을 가지고 나오지 않죠. 사춘기에 테스토스테론이 몸으로 쏟아지면서 정자를 만들기 시작합니다. 그것도 한두 개씩이 아니라 하루에 1억 개씩 만들어 버립니다.

난자는 어떨까요? 여자아이들은 엄마 배 속에서부터 난자 씨를 가지고 있습니다. 세상 밖으로 나오면 난자의 일부가 퇴화되고, 사춘기가 되면 또 걸러냅니다. 고르고 골라서 일생에 450개 정도를 완성시켜 배란을 합니다. 한 달에 한 번씩 난자를 튼튼하게 키워서 나팔관으로 내보는 게 배란이에요. 하나의 난자를 만드는데 굉장히 공이 많이 들어갑니다. 심혈을 기울인 만큼 똑똑하고 건강한 정자를 만나야 합니다. 이렇게 자란 난자가 정자를 만나 자궁에서 자리를 잡고 아기로 자랍니다. 아이가 세상으로 나올 준비를 마치면 자궁 입구가 10㎝ 정도 벌어져야 아이가 나올 수 있습니다. 촘촘한 질 주름이 확 펼쳐지면서 아기를 받아 냅니다. 출산은 여성의 선택이지만, 잉태하고 키워서 낳는 것까지 할 수 있는 어마어마한 힘과 가능성이 여성 몸에 다 잠재되어 있지요.

여성은 임신을 직접 자기 몸으로 겪기 때문에 섹스는 한 번이라고 해도 부담이 됩니다. 한 번의 성관계로도 임신이 될 수 있으니까요. 생각이 많아질 수밖에 없지요. 매달 한 달에 한 번씩 생리하면서 내가 임신할 수 있는 몸이라는 것을 느끼게 되고요. 사회, 문화적인 인식, 가치관, 종교적 배경, 성 경험, 성 인식도 영향을 미치게 됩니다. 여자가 성욕이 적은 것이 아니라 성관계에 신중할 수밖에 없는 이유와 조건이 있습니다.

이 어마어마한 생명력의 자궁, 질이 쾌락으로 전환된다면 어떨까요? 기본적으로 성적 쾌락은 생식기에 몰렸던 혈액이 빠져나가면서 느껴지는 감각입니다. 그 깊고 넓은 땅과 같은 자궁에 혈액이 몰렸다가 빠져나가면서 생기는 떨림은 엄청난 쾌락입니다. 여성분들 중에는 성관계 후에 여진처럼 여러번 오르가슴을 느끼기도 합니다. 이렇게 되면 여자만이 아니라 남성 성기까지 떨립니다. 이렇게까지 되려면 자궁까지는 아니라더라도 최소한 질주름에 피가 70~80%는 차야 됩니다. 시간도 15~20분 정도 걸리고요.

여자는 머리카락부터 발톱까지 온몸이 다 성감대예요. 이 성감대를 다 동원해야 음핵, 질까지 피가 빨리빨리 차고 남자랑 보조를 맞추기가 쉬워져요. "여자의 몸은 전신이 성감대이다." 여기에 답이 있어요. 야동처럼 가슴 만지고, 음핵을 바로 자극한다고 될 일이 아닙니다. 준비도 안 됐는데 바로 이렇게 들어가면 더 싫습니다. 성 경험이 많지 않고, 질과 자궁이 개발되지 않을 때는 따뜻하게 안아 주고 머리를 쓰다듬는 것부터 시작하세요. 여성이 얼마나 좋아하는지 모르지요? 포옹은 관계와 사랑, 성감대를 다 만족시킵니다. 키스도 하고 여자한테 물어 가면서 해야 돼요. "괜찮아? 여기까지? 더 할래?" 피임도 꼭 필요합니다. 콘돔 없는 섹스는 없습니다.

여자가 임신을 원하지 않는 상황이면 철저하게 피임하고, 남자가 여자 의견을 따라야 해요. 남자가 몸으로 임신을 겪어 내는 게 아니잖아요. 성관계 전에 콘돔 사용법도 숙지하고 콘돔도 2~3개를 미리 준비하고요. 성관계는 말 그대로 성기끼리의 결합이 아니라 사람과 사람의 관계입니다.

충분히 대화하세요. "뭐가 걱정돼? 어떻게 하고 싶어?" 님은 안 그러겠지만 성관계를 자랑삼아 떠벌리고 다니는 남성들이 많습니다. 그렇기에 여성은 비밀을 지켜주고 피임까지 준비해서 자신을 아끼는 게 확인이 될 때 진짜 마음과 몸이 열립니다.

만약 키스까지는 했지만, 성관계를 상대방이 원하지 않으면 어떻게 해야 할까요? 다른 방법이 없습니다. 바로 멈추세요. 나머지는 자위로 풀어야 합니다. 이게 여성과 함께 가는 길이에요. 님 같은 남자가 정말 우리의 희망입니다. 지금부터 차근차근 하나씩 공부해서, 건강하고 즐겁게 책임 있는 성의 주인공이 되길 바랍니다.

#남자와 여자의 몸은 달라 #충분한 대화 #성관계는 인간관계

〈콘돔 사용법〉

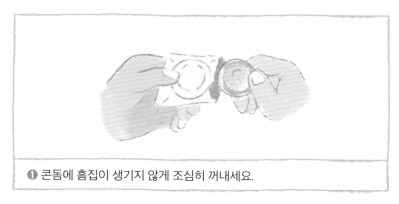

❶ 콘돔에 흠집이 생기지 않게 조심히 꺼내세요.

❷ 동그랗게 튀어나온 콘돔의 끝부분을 살짝 비틀어 공기를 빼주세요.
정액 역류를 방지하고 성관계 도중 콘돔이 찢어지는 불상사를 예방해요.

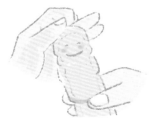

❸ 콘돔의 끝 부분을 비틀어 잡은 채로 천천히 끼워주세요. 너무 꽉 끼면
파열될 수 있으니 주의하세요. 귀두 쪽에 1㎝ 여유를 주세요.

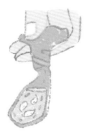

❹ 사정 후에는 음경과 콘돔을 같이 잡고 새지 않게 살살 빼내야 해요.
발기가 완전히 풀리기 전에 빼내야 정액이 새는 걸 막을 수 있어요.

여자친구가
제가 강요했대요

여자친구랑 만난 지는 6개월 정도 됐고요, 성관계는 세 번 정도 했습니다. 그런데 데이트 성폭력 뉴스를 보다가 저랑 여자친구가 성관계했던 상황이랑 비슷해서 충격을 받았습니다. 여자친구한테 물어봤더니 제가 성관계를 하자고 할 때마다 강요라고 생각했대요. 제가 힘들어하니까 그냥 맞춰 준 거라고요. 여자친구가 성관계에 대한 준비가 될 때까지 성관계하고 싶다는 말도 못 하는 건가요? 성관계하기 전에 싫다는 말도 없었어요. 저도 갑작스럽고 황당하고 억울한 마음도 있지만 강요였다고 하니 여자친구에게 미안합니다. 서로 맞춰 갈 수 있는 방법은 없는 걸까요?

19세 남

희망을 봅니다

이런 글을 남겨 주는 님이 있어서 참 기쁘고 감사합니다. 음란물이 범람하고 왜곡된 성 문화를 당연히 여기는 사회에서 파트너와 함께 가려는 마음이 정말 소중합니다. 이런 마음이 있다면 우리의 성에도 희망이 있습니다.

님 입장에서는 충분히 대화하고 여자친구의 동의도 얻었지만, 여자친구 입장에서는 강요로 느낄 수 있습니다. 남자 입장에서는 "괜찮다고 해 놓고 이제 와서 무슨 소리야?" 하는 황당함도 있겠죠. 가해자가 된 것 같은 상황에 억울함도 있을 거예요. 차분하게 생각해 보세요. 사실 성관계를 할 때까지 요구하는 것이 강요입니다. 성관계를 거절하기 어렵게 하는 모든 말과 행동이 강요입니다. 여자친구가 성관계를 거절했을 때 님의 눈빛과 말투는 어땠나요? 성관계를 요구하면서 뭔가 '내가 받아야 할 것을 정당하게 달라고 하는 마음'은 없었을까요? 아래와 같은 말을 한 적은 없는지 생각해 보세요.

"내 친구들은 다 성관계를 하는데."
"성관계를 하지 않겠다니, 나를 못 믿는 거야?"
"너는 나만큼 나를 사랑하지 않는 거 아니야?"
"성인이고 6개월이나 사귀었는데 성관계할 준비가 안 됐다고?"
"나는 도대체 언제까지 기다려야 되니?"

이런 상황은 두 사람만의 문제도 아니고 두 사람의 잘못도 아닙니다. 현재 한국 사회에서 남자에게 성관계는 달성하고 성취해야 하는 목표입니다. 성욕을 본능으로 보고 해소해야 한다고 생각하면 성관계에 얽매입니다. 성관계를 주고받는 것으로 생각하면 내가 너한테 정성을 이렇게 쏟았는데 "나한테는 왜 안 주냐?"라는 억울함도 생깁니다. 무엇보다 성욕을 해결하고 풀어버리는 것이 아니라 잘 관리한다는 관점을 가지기를 바랍니다. 의지만 있다면 누구나 잘 관리할 수 있습니다.

여자친구가 왜 성관계를 원하지 않는지 물어본 적 있나요? 진심으로 귀 기울여 들었나요? 임신, 피로, 통증, 체위, 성 가치관 등 복합적인 요인이 있을 수 있습니다. 여자친구 이야기를 들어 보면 실마리가 풀릴 겁니다. 이제 님이 새로운 성 문화를 창조하는 주인공이 되어야 합니다. 내 삶을 하루하루 창조하기 위해서 지식을 활용하고 기준도 새롭게 세워야 합니다. 성도 마찬가지입니다. 내 느낌과 감정, 생각으로 성을 바라보고 중심을 잡아야 합니다. 주체적이라면 실수를 하더라도 발전하고 성숙할 수 있습니다. 성기 위주, 대화가 없는 관계, 피임 없는 성관계, 처녀막 위주의 순결관을 뛰어넘어 행복한 삶과 기쁨이 넘치는 성을 향해 나아가세요.

#성관계 #성관계 강요 #적극적 동의 필요

동성 친구랑
스킨십 하고 싶어요

동성 친구랑 스킨십도 하고 싶고, 동성 친구를 봐도 발기가 돼요. 친한 동성 친구가 다른 친구랑 어울리면 질투도 납니다. 여자친구가 생겼을 때는 마음이 영 불편하더라고요. 이게 그냥 있을 수 있는 감정인가요? 아니면 제가 게이라서 남자친구를 좋아하게 된 걸까요? 솔직히 제가 동성애자일까 봐 두려워요.

고2 남

내 마음 들여다보기

게이, 여자, 남자, 동성애자라는 말에 자신을 끼워 넣을 필요가 없습니다. 이런 표현들은 한 사람을 다 표현해 주지 못할 때가 많습니다. 게다가 이런 단어들은 여러 편견과 오해, 감정이 뒤섞여서 뜻과 의미가 많이 오염되어 있어요. 남자이지만 어떤 면에서 여성적인 사람이 있고, 남성 안에도 여성성이 있고 여성 안에도 남성성이 있습니다. 이성애자이지만 어느 시기에 한 번쯤은 동성에게도 설레고 질투를 느끼는 사람들도 많습니다. 100% 이성애자와 100% 동성애자 사이에는 10%, 30%, 70% 등의 성적 지향이 다양하게 존재할 수 있어요. 모든 문제에 딱 떨어지는 답이 있는 건 아니에요.

인생에는 여러 감정이 찾아옵니다. 누구를 좋아하는 감정부터, 화나고 분노하는 마음마저 모두 사람에게 필요하고 중요한 감정입니다. '좋다, 나쁘다'로 나눌 수 없어요. 다만 이 감정은 내가 어떤 사람인지 알아가고, 나에게 무엇이 필요한지 알게 되는 힌트로 생각하면 됩니다. 이제 17살이면 청소년에서 어른으로 향해 가는 문턱에 있습니다. 진짜 어른다운 어른은 자신을 잘 보살필 줄 아는 사람이에요. 지금까지 부모나 다른 어른들이 해주던 일을 스스로에게 해줄 수 있는 사람입니다. 감정을 잘 보살피고 자신의 욕구, 목표를 잘 파악하는 일도 거기에 포함됩니다.

"내가 게이일까요?"라는 질문에 답할 수 있는 사람은 자신뿐입니다. 마음속에서 떠오르는 질문들을 곰곰이 생각해 보세요. 다른 남자들한테도 이런 마음을 느끼는지 감정을 쫓아가 보세요. 그 친구 말고도 다른 남자친구들과 어울리는 기회를 만들어 보세요. 당장 무엇을 결정하고 결단해야 한다는 부담감은 내려놓고 감정의 빛이 비추는 곳으로 한 걸음 더 들어가 보세요. 감정과 경험, 사회적인 여건과 나의 우선순위들을 놓고 나다운 최선의 선택을 하길 바랍니다.

#다양한 성적 지향 #성소수자 #나다운 선택

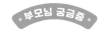

15살 아들이
성관계를 가졌습니다

요즘 아들 귀가 시간이 늦어지고 씀씀이도 커져서 몰래 아들의 메신저를 봤는데 정말 깜짝 놀랄 만한 문자가 오고 갔더라고요. 중학교 2학년 아들이 여자친구와 6개월 전부터 성관계를 했고, 다음 주에 섹스하자는 내용이었습니다. 어디서부터 뭘 어떻게 해야 할지 모르겠어요. 도와주세요.

경험이 진짜 살아 있는 성교육입니다

사춘기 뇌는 구조 변경 중입니다. 뇌 활동량을 높이기 위해서 6학년부터 중학교 2학년까지 3년 동안 뇌를 재조직합니다. 이때는 10살 동생만 못합니다. 엉뚱한 짓을 하고 엄마 아빠의 뒤통수를 칩니다. 왜 그랬는지 설명하라고 하면 앞뒤도 못 맞춥니다. 뇌가 다 뒤집어졌는데 무슨 두서가 있겠어요? 중3, 고1 정도는 돼야 정리되고 큰 윤곽이 잡힙니다. 이런 애들한테 주입식 교육은 비효과적입니다. 경험을 바탕으로 뼈저리게 배워야 합니다. 이게 진짜 살아 있는 성교육입니다.

자녀가 성 행동을 하거나 실수를 했더라도 너무 힘 빠질 필요 없습니다. 경험에서 교훈을 얻는 것만큼 강력한 교육은 없습니다. 이번 기회에 확실히 배우고 넘어가면 됩니다. 아이를 믿고 하나씩 해봅시다. 부모 체면 때문에 혹은 부모의 기준으로 보면 안 됩니다. 과격하게 권위적으로 혼내기만 하면 당장은 혼나기 싫어서 안 한다고 하지만 숨어서 계속합니다. 사춘기에는 대화와 조언, 토론이 효과적인 지도법입니다. 아래 내용을 숙지하여 대화에 녹여 보기 바랍니다.

1. 성관계

18세 전후로 내·외부 생식기가 완성된 이후 성관계를 계획합시다. 성병, 임신, 낙태와 같이 감당하기도 어려운 상황이 벌어질 수 있으며, 스스로 책임지기도 어려운 조건입니다.

2. 피임

피임은 자신과 상대방을 지켜주는 필수 장치입니다. '피임 없는 성관계는 없다'는 원칙을 세우고, 어떤 피임을 사용할지 결정합니다. 피임 도구를 준비할 수 없다면 성관계를 감당할 수 없다는 뜻입니다.

3. 데이트 폭력

'No means No'를 철저하게 익혀야 합니다. 상대방이 키스나 성관계를 조금이라도 싫어하거나 주저하는 표정을 짓는다면 즉시 멈춰야 합니다. 스킨십을 거절하기 어렵게 만들거나 미안하게 만들지 마세요. 차분하게 대화하면서 어느 선까지 스킨십을 하고 싶은지 미리 의견을 나누세요. 남자 입장에서는 말이나 몸으로 강하게 표현하지 않으면 동의로 받아들일 수 있다는 점도 이야기하고, 의사 표현을 확실히 해 달라고 요청하세요.

4. 성도 비전이 필요하다

왜곡된 성 문화는 성관계를 성기 삽입으로 축소시킵니다. 참다운 성관계는 인격과 인격의 만남이자 교류이며, 사랑하는 사람과의 몸의 대화입니다. 생명이 탄생하는 과정이고요. 아이에게 아름답고 건강한 성관계가 무엇인지 알려주세요. 부모가 먼저 공부하고 기준을 세워 두기 바랍니다.

#사춘기 뇌는 구조 변경 중 #경험에서 배우는 것 #부모가 먼저 공부하자

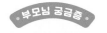

아들이 양성애자라고
고백했어요

고1 아들을 둔 엄마입니다. 아들이 요즘 얼굴이 어두워 보여서 왜 그러냐고 물어봤더니 자신이 양성애자라고 하더군요. 랜덤 채팅으로 만난 남자와 성행위를 한 적도 있다고 합니다. 일단 일시적으로 그럴 수 있다고 이야기해 주고 좀 지켜보자고 이야기했습니다. 남편은 동성애를 혐오하는 사람이라서 차마 알릴 수가 없었습니다. 아이를 위해서 뭘 어떻게 해줘야 할지 눈앞이 깜깜합니다.

음란물과 랜덤 채팅이 우선 해결 과제입니다

양성애자라는 아들의 고백에 많이 놀랐을 텐데도 차분하게 잘 이야기해 주셨습니다. 첫 단추를 잘 끼우셨어요. 과거 아우성 상담을 살펴보면, 성 정체성 사례는 실제 관계에서 일어났던 경우가 많았습니다. 동성 친구를 향한 설렘과 질투, 성적인 끌림에 관한 이야기였죠. 하지만 최근 들어, 남성 간 성행위에 흥분을 느끼다가 혹 자신이 동성애자가 아닌지 고민하는 내용으로 바뀌었습니다. 즉 동성애 음란물을 보고 흥분하는 자신에게 혼란을 느끼는 경우가 증가하고 있는 것이지요.

이런 경우 동성애일 수도 있지만 동성 간 성행위 자체를 탐닉하는 상황일 수도 있습니다. 아들에게 이 두 가능성을 알려주고 정말 남자에게 '인격체로서' 사랑을 느끼는 것인지, 아니면 남자끼리의 특정 성행위에만 끌리는 상황인지 고민할 수 있도록 해주세요.

음란물 교육도 필요합니다. 음란물을 오랫동안 보다 보면 새로운 영상이 강한 쾌감을 주기 때문에 이성애물에서 동성애물, 강간물 등 소위 '수위물'로 옮겨 가는 경우가 많습니다. 그리고 이 과정에서 이성애자라도 동성애에 대한 강한 유혹을 느낄 수 있습니다. 심한 경우, 일시적으로 이성이나 이성애 음란물에 성욕을 느끼지 못하기도 하고 그 과정에서 본인의 성정체성에 혼란을 느낄 수 있습니다.

랜덤 채팅 문제도 짚어야 합니다. 자신이 동성애자인지 고민하는 친구들이나 남성 간 성행위를 해보고 싶은 친구들이 보통 채팅을 통해 파트너를 찾습니다. 호기심 정도에서 시작했다가는 상대 남성에게 폭력을 당할 수 있습니다. 사진 전송, 성폭력, 자위 영상, 성관계 영상 유포 문제도 심각하고 사기를 당할 수도 있습니다. 랜덤 채팅으로 청소년을 유혹하는 사람들은 오로지 목적이 성욕 해소이므로 최소한의 안전조차 기대할 수 없습니다. 랜덤 채팅은 동성애 여부를 떠나서도 범죄에 노출될 수 있으므로 바로 중단해야 합니다.

어머니, 많이 고통스럽고 힘들겠지만 아들에게 시간을 주세요. 우선 음란물 시청과 랜덤 채팅은 멈출 수 있도록 도와준 다음, 음란물, 성폭력 예방, 피임 교육과 건강한 성의 기준을 제시해 주세요. 비전이 있으면 성욕, 성 호기심을 관리할 수 있습니다. 장기적으로 아이가 행복한지, 친구들과의 사이는 어떤지도 살펴보세요. 아이와 부모의 관계를 다잡고 학교생활을 즐겁게 할 수 있도록 도와주세요.

음란물은 건강한 즐거움으로 대체해 주세요. 아이의 취미, 관심사에 맞는 활동이면 좋습니다. 몸을 움직이는 운동이나 활동이라면 금상첨화입니다. 아이가 음란물과 랜덤 채팅을 끊고 자신이 어떤 사람인지 탐구하는 동안 격려와 지지를 아낌없이 보내 주기 바랍니다.

위의 내용을 잘 지키면서 아들이 스스로를 탐색하고 이해할 시간을 주세요.

가장 중요한 것은 아들에게 조건 없는 사랑을 보여주는 것입니다. 이 상황이 쉽지 않겠지만, 함께 극복해 나갈 수 있습니다.

양성애자 #음란물 영향 #조건 없는 사랑

건강한
이성 교제를 위한 조언
- 이충민 대표

이성 교제, 인간관계 기술이 중심이다

건전한 이성 교제는 무엇일까요? 스킨십을 억제하는 것이 건전한 이성 교제일까요? 그렇지 않습니다. 진짜 건전한 이성 교제는 서로 동의하에 서로를 배려하며 교류하고 얻는 감정에서 만족을 얻는 것입니다.

나의 감정을 잘 전달하고 상대방의 감정을 정확하게 이해하는 것도 건전한 이성 교제의 방법입니다. 좋아하는 감정을 표현하고, 친밀한 이성 관계에서 건강하게 거절하고, 거부, 부정적인 감정을 발산하는 방법은 인생을 풍성하게 하는 중요한 인생의 기술입니다. 다양한 인간관계에서 차근차근 경험하고 익혀야 합니다.

가정과 학교에서 남자도 감정을 안전하게 표현할 수 있는 문화를 만들어가야 합니다. 질적으로 좋은 관계를 만들어 가는 것은 무엇보다 중요한 능력입니다. 교육과 다양한 사례를 통해 청소년이 남녀 차이를 알고 통찰하여, 소중한 관계를 경험할 수 있도록 도와야 합니다. 더불어 폭력이나 사이버로 인한 피해가 없도록 안전 기준을 세우는 것도 필요합니다.

이제 이성 교제 교육에서는 사랑하는 사람을 이해하는 법, 대화법, 감정을 알아가는 인성 교육 방법이 중심이 되어야 합니다. 피임법과 성폭력 예방은 물론 이성을 알아가는 방법, 아름다운 이별 방법, 상대의 거절을 그대로 받아들이는 방법, 이성과의 대화 방법, 데이트하는 방법, 사랑하는 사람을 이해하는 법, 이성에게 신뢰를 얻는 법 등 이제는 아름다운 긍정의 에너지가 가득한 성교육이 절실합니다. 이성 교제 교육의 핵심은 인성 교육과 관계 능력 키우기입니다.

잘 헤어질 남자가 되어라

요즘 '썸'이란 문화로 쉽게 만나고 쉽게 사귑니다. '어장 관리'란 단어가 낯설지 않습니다. 쉬운 관계는 쉬운 이별을 만듭니다. 깊은 사랑에 대해 알지 못합니다. 사랑은 고백하기 전의 짝사랑, 순수한 감정 표현, 거절에 대한 아픔, 그리고 고백이 이루어지는 순간, 사귀는 과정, 연애의 실패, 갈등, 관계에 대한 고찰, 가슴 아픈 이별들이 쌓여 가며 서로를 배워 가는 과정입니다.

요즘 청소년들은 카톡이나 문자로 쉽게 이별을 통보합니다. 이별을 잘하는 것도 성인이 되어 가는 과정이며, 성숙한 인간이 되는 경험입니다. 이유가 어떤 것이든 이별에 대한 예의, 마지막 모습에 대한 좋은 모습은 서로에 대한 매너와 배려이며 새로운 사랑을 할 수 있는 준비입니다. 아름다운 이별을 나눈 헤어진 연인들은 서로에 대한 좋은 추억을 떠올릴 수 있고 고마운 감정으로 관계를 마무리할 수 있습니다. 새로운 사람을 만날 수 있는 정리와 준비가 됩니다.

SNS와 스마트폰

요즘 청소년들이 이성 교제를 하면서 서로의 신체 사진, 신체 부위, 자위,

성행위를 찍은 영상이나 사진 등 기록으로 남깁니다. 서로 사귈 때 했던 사랑의 기록들이 헤어지면 협박, 복수, 인격 모독, 음란물로 편집(리벤지 포르노)돼서 한 사람의 인생을 망치는 도구가 될 수 있습니다. 실제로 헤어진 후 임신 중절 전에 찍었던 초음파 사진을 SNS에 올렸던 경우도 있었습니다. 지금 대한민국은 세 쌍 중에 한 쌍이 이혼하는 현실입니다. 이혼 후에 배우자와 찍은 성관계 영상이 온라인에 퍼져 나가는 가슴 아픈 현실도 분명 존재합니다. SNS와 영상, 사진에 대한 현실적인 교육이 시급합니다. 의도가 없더라도 실수나 휴대폰 분실, 해킹 등 여러 이유로 한번 유출된 사진은 영원히 인터넷 공간을 떠돌게 됩니다. 청소년이든 성인이든 성적인 사진이나 동영상을 남기지 않는 것이 제일 안전합니다.

남자도 첫 성관계가 중요하다

청소년기에 성관계를 목적으로 하는 관계가 얼마나 위험할까요? 성적 착시가 일어나면 사랑을 왜곡하고 성관계를 위한 사랑을 만듭니다. 피임하지 않고도 임신이 안 될 수도 있다는 막연한 확률에 인생을 맡길 수 있습니다. 내 몸, 성의 주인답게 행동해야 합니다. 충동적으로 준비하지 않은 상태로 하는 성관계는 안 됩니다. 첫 관계가 실수나 실패가 되지 않아야 합니다. 처음을 잘 준비하여 수준 있게, 건강하게 교류하는 성관계를 하면 이것이 기준이 됩니다. 높은 차원을 경험하면 낮은 차원으로 내려가지 않습니다.

몸의 발달도 생각해 보아야 합니다. 청소년들의 몸은 다 자랐다고 생각하지만, 내부의 생식기와 뇌는 아직 다 자라지 않았습니다. 성장이 빠른 친구들은 성인의 신체와 비슷하지만, 눈에 보이지 않는 내부 생식기도 다 자랐는지는 확인하기 어렵습니다. 남성이나 여성의 생식기가 완전하게 성숙해저서 건강한 생식 능력을 발휘할 수 있는 시기는 20세 전후로 봅니다. 진정으로 여성을 사랑한다면 그 여성의 내부 생식기 성장을 모두 마칠 때까지 기다리는 것이 진정한 남자이며, 사랑하는 마음과 자세, 배려입니다. 이런 맥락에서 첫 관계는 19세 이후로 계획하는 것이 좋습니다.

성관계 후에 오는 것들

성관계에는 생명이 따라옵니다. 부족한 피임 지식과 사회적, 경제적 여건, 책임감 부족, 현실적인 성교육 부재로 한국 청소년 피임률은 다른 선진국에 비해 낮습니다. 이는 자연스럽게 임신과 낙태, 양육, 입양, 미혼 부모, 학업 중단 같은 결과를 낳습니다. 결혼했고 경제적 여건이 잘 되어 있는 성인들도 피임을 잘하거나 생명까지 책임지는 행동은 노력과 공부가 필요한 일입니다. 청소년은 사랑은 하지만 책임은 질 수 없는 신분인 것도 현실입니다. 성관계만 생각할 것이 아니라 성관계 전후로 오는 일들을 잘 알고 있는지 어떤 대안이 있고, 자신이 감당할 수 있는지 정직하게 물어보기를 바랍니다.

No means No

여성이 No!라고 하면 No입니다. 여성의 거절은 내숭이 아니라 거절입니다. 성관계에서는 적극적이고 분명하게 의사를 표현하지 않았다면 거절이라고 봐야 합니다. 남학생들은 여학생들이 'No'라고 할 때, 내숭이라 판단하고 'Yes'로 해석해서 '동의나 합의'가 아닌 상태에서 관계를 맺게 됨으로써 둘 사이에 데이트 강간이 종종 발생합니다. 〈청소년의 성에 대한 인지도 및 심층 면접 조사 연구〉에서 우리나라 청소년들의 사회적 성 의식을 살펴볼 수 있는데, 성관계를 갖게 된 배경을 조사해 본 결과가 흥미롭습니다. 남학생의 53%는 '분위기에 휩쓸려서,' 16%는 '자신이 원해서'인데 반해 여학생은 43.4%가 '분위기에 휩쓸려서,' 31.3%가 '상대가 원해서'라고 대답하였습니다. 이를 살펴보면 청소년 여학생 대부분 관계가 깨질까 봐, 어색해질까 봐, 상대방이 민망할까 봐 등 여러 이유로 싫다는 의사 표현을 정확하게 하지 않은 채 엉겁결에 성관계를 하는 경우가 많습니다. 확실하게 동의하지 않는다면 거절로 보는 관점은 성 문제에서 가해자와 피해자를 만들지 않는 마법의 주문입니다.

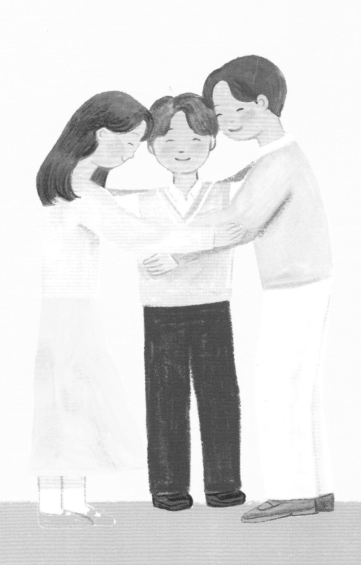

흔들리며
피는 꽃

부모님이
성관계하는 것을
봤어요

지난달에 우연히 엄마 아빠가 성관계하는 걸 보게 됐어요. 그
때는 그럴 수도 있다고 생각하고 넘어가려고 했거든요. 그런데
이번 주에 더워서 다 같이 TV를 보다가 거실에서 잠이 들었는
데 아빠가 엄마를 깨워서 방으로 들어가더라고요. 엄마의 표정
이 좋지 않아 보였는데 혹시 엄마는 성관계를 별로 원하지 않
는 거 아닐까요? 솔직히 나도 있고 동생도 있는데 그렇게 티를
내야 하는지 모르겠어요. 자꾸 음란물에서 본 장면과 엄마와
아빠가 성관계하는 장면이 겹쳐 떠올라서 속이 매슥거려요.

부부의 사생활입니다

부모님이 성관계를 한다면 '우리 엄마, 아빠는 사이가 좋구나.' 정
도로 생각하고 넘어가세요. 부부는 누구보다 가까운 관계입니다. 부

부는 서로 힘들 때는 격려하고, 슬픔과 기쁨, 성도 함께 나눕니다. 성관계는 아기를 낳기 위해서만 하는 일이 아닙니다. 그 자체로 부부가 누릴 수 있는 기쁨이자 즐거움이지요. 남자뿐만 아니라 여자에게도 큰 즐거움입니다. 물론 아빠는 원하는데 엄마는 원하지 않을 때가 있고, 반대로 엄마가 원하지만 아빠가 거절할 수도 있습니다. 성관계도 관계이기 때문에 기본적으로 좋은 관계에서 즐거운 성이 완성됩니다. 서로 다른 욕구와 타이밍을 조절하는 기술도 필요합니다.

야동(음란물)과 부부의 성관계를 연관시키면 안 됩니다. 음란물의 내용과 일반 남자, 아빠라는 존재는 분리해 주세요. 부부의 성관계와 음란물의 성관계는 다릅니다. 행위는 비슷할지 몰라도 성관계의 맥락과 관계가 다릅니다. 음란물에는 여자의 몸, 건강, 사랑, 관계가 다 빠져 있습니다. 성을 제대로 다루는 것이 아니라 사람들을 시각적으로 자극해 돈을 벌려는 목적뿐. 폭력이 난무하고 잔인합니다. 이런 음란물을 부부의 성과 같은 맥락에서 생각하면 안 되는 이유입니다. 음란물은 조작된 상황과 이미지이기 때문에 실제 관계, 사랑 위에 있는 성관계와는 분리해서 생각해야 합니다.

성관계는 부모님의 사생활이므로 다른 사람이 관여할 문제가 아닙니다. 서로 사생활을 지키는 노력이 필요합니다.

부모님의 사생활 #음란물과 다르다 #부부는 모든 걸 나누는 사이

친구들이
여자 같다고 놀려요

제가 성격이 약간 여자 같아서 놀림을 많이 받아요. 6학년 때는 여자 같다고 왕따를 당한 적도 있고요. 학교에서 몇 번 운 적이 있거든요. 운동이나 자동차도 별로 안 좋아하고 여자친구들이 많고 독서를 좋아해요. 인터넷을 찾아보니 남성 호르몬 주사를 맞으면 성격이 남성적으로 변한다는데, 맞나요? 남성 호르몬 주사는 어디서 맞을 수 있나요? 호르몬을 맞으면 남자다워질 수 있을까요?

중1 남

나다움이 남자다움입니다

친구들이 여자 같다고 놀려서 많이 속상했지요? 의기소침해지고 스스로 부족한 사람, 부족한 남자라는 생각에 괴로웠을 것 같아요. 과연 남성다움, 진정한 남성미는 무엇일까요? 우락부락한 근육, 거친 행동이 남성다움일까요? 그렇지 않습니다. 여자 중에도 씩씩하고 추진력 있는 사람이 있고 남자보다 더 담대한 사람이 있습니다. 남자 중에도 섬세하고 감정을 잘 표현할 수 있는 사람들이 많고요. 100% 여자답고 100% 남자다운 사람은 존재하지 않습니다. 남성 호르몬인 테스토스테론은 여성에게도 필요하고, 또 남성들도 여성 호르몬을 만들어 냅니다.

님은 충분히 남자답습니다. 다만 남자의 기준이 문제입니다. 사람들이 정해 놓은 기준에 미치지 못하면 남자답지 않은 사람, 여자 같은 남자라고 비난받습니다. 사회적으로 '남자다움'의 정의가 너무나 협소하고 편협합니다. 사실 님을 놀리는 친구들도 자기들이 생각하는 남자다움에서 본인도 부족하면 어떡하지, 하는 걱정이 있을 거예요. 남자다움은 시대와 문화, 지역에 따라서 변화했습니다. 진짜 본질적인 남자다움이라면 이렇게 달라지지 않았을 거예요. 여기에 남성다움은 멋지고 강한 것, 여성다움은 여리고 열등한 것이라는 이분법이 존재하기 때문에 남자 입장에서 여자 같다는 놀림은 더 싫을 수 있어요. 저런 말을 하는 사람들 때문에 나의 장점, 개성을 억누르거나 무시해서는 안 됩니다. 오히려 잘 갈고 닦으면 이 차이가 개성이 되고 나만의 무기가 됩니다.

친구들도 중학생입니다. 아직 어린 나이이고 이성보다는 감정, 충동이 앞서는 시기입니다. 자기 가치관이 서지 않고 또래 친구들, 부모님, 영화, 드라마에 휩쓸릴 수 있습니다. 한 번 정도는 친구들도 생각해 보고 자신의 잘못을 깨달을 기회를 줄 필요도 있습니다. 이런 이야기를 했더라도 친구들이 놀림을 멈추지 않을 수도 있지만, 이야기해 보는 것 자체로 큰 의미가 있습니다. 일단 어떤 이야기를 해야할지 준비하면서 님 스스로 당당해지고, 지금 상황과 나를 정확하게 생각하고 정리해 볼 수 있습니다. 친구들이 하는 행동이 잘못이라는 점을 분명하게 알려줘야 합니다. 대수롭지 않은 일, 짓궂은 장난 정도로 생각할 일이 아니라는 점을 명확히 밝혀야 합니다. 가능하다면 몸의 힘도 기르세요. 몸에 힘이 생겨야 마음과 말에도 힘이 실립니다. 일단 여기까지 해봅시다. 친구들의 성향이나 분위기를 잘 보고 말에 귀 기울이지 않을 것 같다면 당당하고 달라진 태도를 일상생활에서 보여 주고, 그 친구들이 관심을 보이거나 뭔가를 물어오거나 내 이야기를 들을 준비가 됐을 때 이야기하는 방법도 있습니다.

모든 사람은 저마다의 아픔과 어려움이 있습니다. 나만 겪는 아픔이라고 괴로워하지 마세요. 지금 잘 극복하면 님과 같은 어려움을 겪고 있는 사람들에게 손 내밀 수 있는 사람으로 성장할 수 있습니다. 고통도 때로는 우리에게 자양분이 됩니다. 앞으로도 이런 일은 언제든지 일어날 수 있습니다. 놀림받는 상황을 중단시키고, 나다움을 잃지 않도록 마음을 지켜 냅시다!

 # 100% 남자다움은 존재하지 않아 # 차이는 개성이다 #나다움 찾기

여자가
되고 싶습니다

제목은 저렇게 적었지만, 저도 잘 모르겠습니다. 사춘기가 시작되었을 때부터 제 몸이 싫었습니다. 지금도 성기를 잘라내고 싶습니다. 성전환 수술이라는 것이 있음을 알게 된 후로 이런 생각이 더 강해졌습니다. 하지만 이 또한 확신이 들지 않습니다. 저는 어릴 적 주어진 성별을 받아들였고 지금도 정말 내가 여자라고 생각하는지 확신이 없습니다. 제가 원하는 게 무엇인지 혼란스럽습니다. 성별을 질문받았을 때 고민하게 됩니다. 남고에 배정되었는데 학교에 적응하지 못해 자퇴한 상태입니다. 저는 어떻게 해야 할까요?

18세 남

시간이 더 필요한 것 같습니다

성 정체성에 대해서 고민을 계속 해왔나 보네요. 현재 남성인데 남성의 몸으로 사는 게 싫고, 정작 여성의 몸으로 전환까지 고민해 보니 이 역시 확신이 들지 않은 거네요. 성 정체성에 대한 부분은 꽤 오랜 시간 깊은 고민과 확인의 과정들이 필요한 부분입니다. 절대 당장 모든 것을 결정해야 한다는 압박감을 느낄 필요는 없습니다. 일단 왜 자신에게 주어진 남성성을 거부하게 되었는지 확인이 필요합니다. 태어난 성별 자체에 대한 거부감, 혹은 불쾌감이 원인인 건지, 자신이 남성으로 살아가면서 경험되어 왔던 불편감 또는 상처, 부정적인 평가 등이 원인이 된 것인지, 환경적 영향이나 자신의 기질적 성향에서 오는 것인지 등을 좀 더 다각적으로 살펴볼 필요가 있는 것이지요.

혹시라도 자신의 결핍이나, 부정적인 경험이나 평가, 트라우마적인 상황 등이 있는 경우라면 전문 심리상담을 통해 자신의 상처나 결핍 등을 회복하는 과정이 필요합니다. 힘든 시기를 보내고 있지만, 한 걸음 한 걸음 나아가 보면 반드시 자신만의 답을 찾을 수 있을 거예요.

현재 학교를 다니지 않고 있는데, 이것이 미래에 걸림돌이 되지 않았으면 합니다. 대안학교 중에는 성소수자 친화적인 곳들이 있습니다. 또는 검정고시를 준비하면서 온라인 학습을 병행하는 방법도 있죠. 교육청 학업중단숙려제 상담이나 학교밖청소년지원센터의 도움을 받아보는 것도 좋은 방법입니다.

#성 불쾌감의 원인 찾기 #상처 결핍의 회복과정 #성 정체성

음란물을 가끔
보는 것도 안 되나요?

그동안 성교육을 받았기 때문에 어느 정도의 성 지식도 있고 야동의 중독성과 허구성을 잘 알고 있다고 생각합니다. 음란물 보는 것도 조절할 수 있고 학업에도 문제가 없고요. 그런데 부모님께서는 야동은 나쁜 것이니 무조건 끊으라고 하네요. 야동을 보는 것이 그렇게 나쁜 것인가요? 가끔 보는 것도 안 되는지 알려주세요.

고3 남

성인다운 성을 준비합시다

성은 전인격적입니다. 사람과 사람이 만나 서로 교류하고 배려하며 육체적으로도 사랑을 나누는 행위입니다. 생명 탄생의 시작이기도 하죠. 음란물은 이러한 다차원적인 성을 생식기와 성행위로 축소시킵니다. 말초신경을 자극하는 피스톤 운동에만 생각을 고착시킵니다. 배려하는 마음, 양보, 절제, 낙태, 성병, 갈등, 이별 등 성관계 후에 오는 일들은 음란물에서 찾아볼 수 없습니다. 음란물에서 여성은 인격이 아닌 생식기와 가슴으로 축소시키고, 성적 대상으로만 묘사합니다. 남자의 욕구를 풀어주는 도구에 불과합니다. 여성의 오르가슴을 그려 내지 않고, 질과 자궁은 담아 내지 못합니다.

음란물에 중독되면 생식기 중심의 쾌락에 길들여지고, 쉽고 편리한 섹스에만 빠질 수 있습니다. 일반 음란물에 무뎌지면 동성애물, 강간물 등등 계속 새로운 장르로 옮겨 가게 됩니다. 지속적으로 강간물이나 동성애물을 본 경우, 실제 파트너에게 일시적으로 성적 흥분을 느끼지 못하는 경우도 있습니다. 쾌락적으로도 걸림돌이 됩니다. 음란물을 보면서 자위하다 5분 안에 흥분부터 사정까지 끝나는 습관이 고착되면 실제 성관계에서도 큰 걸림돌이 됩니다. 혼자 성욕을 해결하는 데 익숙해지면, 여성과 함께 성관계를 만들고 체위를 개발하는 일이 귀찮아집니다. 관련 논문이나 연구 결과는 없지만 푸른아우성 상담실에서 많은 청소년이 음란물을 보며 자위할 때 사정속도가 빨라진다고 토로합니다. 교육 현장에서도 10명에 8명 정도가 비슷한 경험이 있다고 대답합니다.

음란물은 단지 도덕적, 성교육적 측면만이 아니라 공격성에도 영향을 미칩니다. EBS 다큐프라임 제작팀과 진행한 '포르노-공격성 연관성' 실험에서 포르노가 다른 영상물에 비해 공격 성향을 높인다는 사실을 밝혀냈습니다. '포르노-공격성 연관성 실험'은 남자 대학생 120명을 세 그룹으로 나눠 각각 다른 영상물(자연 다큐멘터리·일반 포르노·폭력적 포르노)을 15분 동안 시청한 뒤에 다트를 던졌습니다. 자연 다큐를 본 그룹은 사람 사진이 붙어 있는 표적에 다트를 평균 0.3회 던졌고, 일반 포르노를 본 그룹은 1.4회, 폭력적 포르노를 본 그룹은 2.4회 던졌습니다. 폭력적 포르노가 공격성을 높인다는 분명한 실험 결과지요.

님이 자제력이 있고, 음란물 보는 횟수도 충분히 조절할 수 있다는 것은 압니다. 큰 문제가 없을 수 있어요. 그렇다고 해도 음란물은 백해무익합니다. 음란물은 이제까지 본 것만으로도 충분하지 않을까요? 이미 음란물의 본질을 잘 알고 있을 거예요. 소금물이 잠깐의 갈증을 해결해 주는 것처럼 보이지만 결국엔 더 큰 갈증을 주고 탈수 현상을 일으키는 것처럼 음란물도 더 큰 갈증을 부추길 뿐입니다.

내년이면 성인입니다. 음란물을 넘어 제대로 성을 공부합시다. 성인다운 성을 준비합시다. 진짜 충만하고 성인다운 쾌락을 완성하는 길은 남성과 여성이 함께 공명하는 방법밖에 없습니다. 앞으로 어떤 성의 주인공이 되어야 하는지 생각해 보세요. 남자와 여자의 몸도 잘 알아야 합니다. '옳다 그르다'의 문제에 매이지 말고, 성인다운 성을 위해서 음란물이 도움이 될지 냉정하게 따져 보기를 바랍니다.

#폭력적 포르노가 공격성을 높인다 #성인다운 성을 준비 #성은 전인격적

더러운 생각만
떠올라요

6학년 때 게임 동영상과 가수 영상을 찾아보다가 처음 음란물을 보게 됐습니다. 그때부터 성적인 단어를 검색해서 음란물을 봤어요. 성교육을 받고 음란물이 나쁘다는 걸 알게 돼서 음란물을 끊은 지는 한 달 정도 됐어요. 그런데 자꾸 야동의 역겨운 장면들만 떠올라서 힘이 들어요. 너무 자극적이라서 잊히지 않을 것 같은데 어떻게 하죠? 성은 아름다운 건데 자꾸 음란물 상황이 떠오를 때마다 성이 더럽다고 느껴져요. 잊을 수 있는 방법이 있을까요? 또 그 더러운 장면들이 떠오를 땐 어떻게 해야 할까요?

중2 남

회복 중이라는 신호!

아주 훌륭합니다. 음란물의 나쁜 점을 알고 한 달이나 보지 않았다는 것은 대단한 의지입니다. 폭력적이고 인간을 성기로만 축소해 버리는 포르노의 문제점을 알고 행동했다는 건 정말 대단합니다. 어른들도 하기 힘든 일이에요. 성적인 상황이 떠오른다고 괴로워하기 전에 먼저 한 달 동안 음란물 보지 않았다는 데 중심을 두고 성취를 축하하는 시간을 가져 보세요. 스스로 칭찬해 주고, 평소에 좋아하던 활동을 해도 좋습니다. 아껴두었던 용돈으로 자신에게 선물을 주세요. 뭔가 재밌는 일, 새로운 운동에 도전해 보세요. 자꾸 음란물 영상, 이미지가 떠오르는 것은 너무나 당연합니다. 이런 영상이 100% 지워지지는 않지만, 분명히 날마다 조금씩 흐려지고 횟수도 줄어들 것입니다.

성은 아름답습니다. 성관계는 성기와 성기의 결합이 아니라 사람과 사람 간의 소중한 인간관계입니다. 당분간 이런 음란물 영상이 떠오르더라도 바른 기준과 방향을 갖고 있으면 괜찮습니다. 빨리 다른 활동이나 생각으로 전환해 주면 됩니다. 이런 생각이 아예 안 날 수는 없어요. 아예 안 해야 한다는 생각이 강할수록 오히려 음란물에 매일 수 있습니다. 야한 생각이 나더라도 빨리 다른 활동이나 생각으로 바꿔 주면 된다고 스스로에게 좀 더 여유를 주세요. 참고로 음란물을 끊는 데 보통 3개월에서 5개월 정도 걸린다고 합니다. 2개월만 더 힘을 내 봅시다. 시간이 좀 더 흐르면 지금보다 훨씬 수월해질 거예요.

#성은 아름답습니다 #음란물 끊는데 보통 3개월에서 5개월

정말 변태가
되어 가는
기분이에요

요즘 들어 저한테 이상한 일이 생깁니다. 저는 중학교 1학년부터 성인물을 접했습니다. 스마트폰이 생긴 중3부터는 매일매일 성인 사이트에 접속했습니다. 그러다 보니 버릇이 되어서 다른 작업을 하다가도 야동이 생각나면 참지 못하고 사이트에 들어가고 자위하는 버릇이 생겼습니다. 이제는 저 자신을 조절할 수 없을 지경에 이르렀습니다. 잠을 자려고 눈을 감으면 여자들의 누드 사진이 아른거리고, 길을 가다가 여자가 지나가면 가슴이 먼저 눈에 들어오고…. 정말 변태가 되어 가는 기분이에요. 이것도 병인가요? 해답을 주세요.

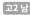
고2 남

시작이 반입니다

인간의 뇌는 특이한 성질을 가지고 있어요. 즐거움이든 고통스러운 일이든 어떤 같은 자극을 계속 받다 보면 이 자극에 반응하는 신경회로가 점점 굵어지는 특성이 있습니다. 오솔길처럼 좁았던 길이 같은 자극을 계속 받으면 점점 고속도로처럼 넓어지는 것이지요. 이렇게 되면 조그마한 자극에도 곧바로 고속도로를 내달리듯 빠르게 반응이 옵니다. 다른 생각이 끼어들어 조절할 수 없을 정도로 굵어지는 것이지요. 님은 이런 반응 체계로 접어들고 있는 것입니다. 한마디로 말한다면 중독 초기 증상이라 할 수 있습니다. 균형 있는 생각도 못 하고 여자를 섹스의 대상으로 보게 되고 더 나아가 모방 행동도 하고 싶어지는 것입니다. 하지만 이제부터 잘하면 됩니다. 지금까지 이런 경험을 통해 몸의 반응 체계를 공부했다 칩시다. 이제부터는 주인이 되어 자신을 튼튼히 지키세요. 이렇게 스스로 자각한 것만으로도 대단합니다. 시작이 반이에요.

"변화의 비밀은 모든 에너지를 오래된 일과 싸우는 데 쓰는 것이 아니다. 새로운 일을 세우는 데 집중하는 것이다."
— 소크라테스

음란물을 끊을 때도 같은 원리가 적용됩니다. 음란물은 언제, 어디서, 어느 때 자주 보는지 분석해서 이런 상황 자체를 피하거나 조건을 바꿔 주면 도움이 됩니다. 음란물이 주던 즐거움을 건강한 즐거움으로 바꿔야 합니다. 음란물은 도파민을 높은 수준으로 분비해 주기 때문에 도파민을 줄 수 있는 새로운 공급원을 찾아야 합니다. 그 새로운 활동에는 운동, 자연에서 시간 보내기, 창조적인 활동, 건강한 식습관, 대인관계가 있습니다. 중독의 반대는 관계라는 말처럼 음란물이 있던 자리에 즐겁고 신나는 인간관계를 채워 넣으세요. 운동으로는 스릴과 성취, 근육량도 늘려 주는 실내 암벽 등반을 추천합니다. 운동 특성상 사람들과 교류할 수 있는 기회도 많답니다. 운동은 강한 성 에너지를 분산시킬 수 있는 최고의 활동입니다. 야한 상상이 들 때면 밖으로 나가 마음껏 땀 흘리세요. 몸이 건강해지면 음란물과 싸울 힘도 생기고 마음에도 힘이 생깁니다. 자신감도 자랍니다.

영화도 보세요. 인간관계를 배울 수 있고 남녀의 심리도 배울 수 있어요. 성 전문서를 읽으면서 정면 돌파를 시도해 보세요. 음란물과 아주 다른 느낌일 겁니다. 100세 인생을 즐겁게 살려면 진정한 쾌락도 잘 알고 있어야 하니까요. 간단히 말해 정론으로 승부를 거는 거지요. 이런 과정을 통해 음란물을 초월하고 균형 잡힌 생각으로 성을 진지하게 배우면 좋겠습니다. 성을 한 차원 높여 봅시다. 사람은 한번 차원이 높아지면 낮은 차원으로 내려가지 않아요. 그것이 바로 해결책입니다. 부디 새로운 성의 세계로 한 걸음 내디디길 간절히 바랍니다. 건투를 빕니다. 힘내세요!

#뇌는 반복에 반응한다 #중독의 반대는 관계 #성의 차원을 높이자

여자가
쾌락의 대상으로만
보입니다

음란물을 접해서인지 여자만 보면 그 생각부터 납니다. 지나가다가 예쁜 여자를 보면 나체 모습, 성관계를 상상합니다. 아는 여자는 물론이고 연예인을 대상으로도 그런 생각을 해요. 자위할 때 상상했던 여자를 만나면 당황스럽고 죄책감도 듭니다. '얘가 내 이런 모습을 알면…' 하는 생각도 들고, 여자가 성관계 대상으로만 보이는 제가 너무 이상합니다. 이래서 여자를 진정으로 사랑할 수나 있을지….

고2 남

당신이 희망입니다

이런 고민과 깨달음이 있고 변화하려는 의지까지 있는 님을 만나서 반갑습니다. 님 같은 사람들이 대한민국의 성을 밝고 건강하게 바꿔 내는 초석이 될 것입니다. 음란물에 나오는 장면은 너무나 강럴해서 여성을 볼 때 성기나 행위 위주로 보게 됩니다. 여성상을 바꿔 놓는 결과를 가져오게 되지요. 일상적인 생활에서 만나는 여성까지 성관계 대상으로 보이는 것은 결코 좋은 일은 아닙니다. 우선 스스로도 당황스럽고 불편하고 상대방 입장에서도 불쾌한 일이지요. 상대방은 누군가의 성적인 대상이기 이전에 하나의 인격체이면서 생활인입니다. 자신의 앞날을 위해 열심히 공부하며 밥도 먹고 화장실도 가고, 피곤해서 잠에 빠져들고 책도 보고 음악도 듣지요. 이런 생각을 하면서 균형 있는 생각을 해보도록 하세요.

모든 사람이 별별 상상을 다 하곤 해요. 유독 그런 생각에 더 빠져 있을 때가 있는 겁니다. 그러니 자신을 너무 이상한 사람으로 몰아가지 말고, 이제 서서히 균형 잡힌 생각으로 돌아와 보세요. 상품으로 만든 음란물에 속지 말자고요. 음란물에서 혐오스러운 상황에서 여자가 웃고 있는 건 연출한 내용이니까 실제 그렇다고 착각하면 큰일납니다.

여성은 외부 생식기만 가진 존재가 아닙니다. 자궁도 가졌기에 아기를 낳을 수 있으며, 풍만한 가슴은 여자의 성감대이기도 하지만 아기에게는 소중한 생명줄입니다. 성관계는 사랑하는 사람하고 대화도 하며 부드러운 손길로 서로 어루만져 주기도 하면서 무르익을 때 둘이 원할 때 하는 겁니다. 뜨거운 사랑으로 한 몸이 되고 난 후에도 이마에 키스를 합니다.

성관계가 진정 아름답고 즐겁기 위해서는 성관계로 가는 길, 끝나고 나서의 배려가 더 중요합니다. 음란물은 그 앞뒤를 잘라내고 행위 자체만 보여줍니다. 앞뒤가 없는 행위는 진실이 아닙니다. 이제 행위 중심의 장면에서 사랑과 생명으로 그 폭을 넓혀 보기 바랍니다.

#음란물에 속지 말자 #행위 중심에서 사랑과 생명으로

채팅으로
성기 사진이랑 자위 영상을
보냈어요

호기심으로 채팅 앱을 하다가 '변녀'라는 20대 여자와 대화를 했습니다. 저한테 성을 알려 준다고 해서 메신저 아이디를 알려줬어요. 성적인 대화를 하는데 흥분이 돼서 제 성기 사진이랑 자위 동영상을 보냈습니다. 당연히 얼굴이나 다른 정보는 안 보냈고요.

근데 이 사람이 사진을 받자마자 자기가 남자라는 거예요. 무서워서 바로 상대방을 차단하고 앱을 삭제하긴 했는데 성기 사진이 마음에 걸립니다. 어떻게 해야 하죠? 도와주세요.

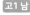

전문 성범죄자일 가능성이 높습니다

두 가지 가능성이 있습니다.

첫 번째, 단순히 성적인 대화를 원했던 사람일 가능성입니다. 채팅 앱의 특성상 나이, 성별을 속일 수 있습니다. 신원 확인을 하는 별도의 신청 절차도 없고, 회원 추적도 어렵기 때문에 성적인 대화와 성매매의 온상이 된 지 오래입니다. 사실 남자일지 여자일지도 확실하지 않아요. 청소년들과 성인들이 성적인 대화, 나체 사진 전송, 자위 영상을 주고받는 일도 비일비재하지요. 가장 큰 문제는 미성년자들을 대상으로 이런 대화를 주도하는 성인들입니다. 사진에 님을 식별할 수 있을 만한 이미지가 없었다면 천만다행입니다.

하지만 앱이나 메신저 아이디도 개인 정보이기 때문에 상대방을 차단하고 앱을 삭제하는 수준으로는 부족합니다. 우선 메신저 계정부터 삭제하세요. 스마트폰에 저장된 계정을 모두 탈퇴하세요. 단순히 앱을 삭제하는 게 아니라 계정을 없애야 합니다. 다시 계정을 만들 때도 아이디와 비밀번호도 재사용하지 마세요. 만약의 경우를 위해서입니다.

두 번째, 전문 성범죄자일 수 있습니다. 랜덤 채팅은 IP 추적이 어렵고, 접속 기록이나 문자 내용 등 데이터가 수시로 삭제됩니다. 뿐만 아니라 공공장소의 무선 랜을 사용할 경우 추적하기 어렵습니다. 한 마디로 범죄에 굉장히 취약하죠. 이번 경우처럼 여자인 척하면서 "동영상 소리가 잘 안 들린다, 영상이 있는 주소 링크다."라고 핑계를 대면서 악성 파일을 다운받도록 유도하는 방법이 가장 전형적입니다. 악성 코드를 깔면 피해자 휴대폰에 저장된 번호는 물론이고 문자 내용, 사실상 휴대폰에 있는 모든 정보를 가져갈 수 있습니다. 돈을 안 보내면 지인들에게 사진이나 영상을 보낸다고 협박을 합니다. 실제로 사진을 부모님에게 보내서 돈을 뜯어내는 경우가 많습니다. 또한 페이스북 같은 SNS에 공개해 버립니다. 지인들이 내 페이스북에서 본인의 자위 동영상을 보고 연락해 온다고 상상해 보세요. 실제 일어나는 일들입니다. 혹시 이런 파일을 저장한 적이 있다면 전문 몸캠피싱 범죄자들과 범죄에 노출됐다고 봐야 합니다. 증거를 모으고 바로 경찰에 신고하세요.

한번 돈을 주면 거기에서 멈추는 것이 아니라 계속해서 돈을 요구합니다. 이후 대처를 어떻게 해야 하는지, 법적인 조치 등 필요한 내용을 논의하기 바랍니다. 부모님께 도움을 청하고 협박에 대비하세요. 이런 일을 부모님께 알리기 굉장히 힘들겠지만, 다른 방법은 없습니다. 용기를 내세요. 초기에 강력하게 대처하는 것이 가장 좋은 방법입니다.

#채팅앱은 성범죄의 온상 #증거를 모아 경찰에게 #부모님께 도움을 청하자

성관계를 목적으로
여자를 만났습니다

사실 저는 성관계가 하고 싶어서 여자친구들을 사귀어 왔습니다. 말이 여자친구지 성관계를 목적으로 가볍게 접근했습니다. 솔직히 얼마 전까지도 아무 생각이 없었습니다. 그런데 성교육 강의를 들으면서 사랑, 생명, 쾌락 모두 있어야 한다는 것을 처음 알게 되었습니다. 성매매를 하는 사람이나 데이트 성폭력을 하는 사람들이 저랑 뭐가 다른가 하는 자괴감이 듭니다. 그 사람들을 비난하는 댓글을 보면 저에게 하는 말 같아 얼굴을 들 수가 없습니다. 저도 잘못했다는 걸 알지만 너무 고통스럽습니다. 좋은 남자가 되고 싶지만 잘할 수 있을 거라는 자신이 없습니다. 도와주세요.

19세 남

어둠이 깊을수록 희망은 더욱 빛납니다

뉴스나 성교육을 듣고 님처럼 반성하는 사람은 처음 보았습니다. 그 자체가 감동입니다. 사건의 잔인성, 자극적인 스토리에만 관심을 갖지 나를 돌아보고 책임을 묻는 사람은 보기 힘듭니다. 잘잘못을 떠나서 이런 님은 정말 소중한 분입니다.

님이 했던 일들은 실수라기보다는 '미숙함'이었다고 봅니다. '실수'란 알면서도 저지르는 행동이지만 '미숙함'이란 잘 모르면서 저지르는 행동이지요. 호르몬이 쏟아지는 그 나이에 생명과 사랑, 쾌락을 조화롭게 연결해서 행동하는 사람이 몇이나 있을까요? 어쩌면 "이렇게 하면 안 되겠구나"를 깨달으며 성숙시켜 가는 모습이 진실한 모습이 아닐까요?

성과 사랑, 생명이 함께 있는 성을 추구하려는 그 마음이 소중합니다. 설명을 해줘도 마음에 울림이 일어나고 변화하는 사람은 찾기 어렵습니다. 이런 마음가짐만 있어도 반은 성공입니다. 멋진 성의 주인공이 되겠다는 목적과 방향을 가지고 걸어가면 됩니다. 실수하더라도 경험으로 확실히 배우고 교훈을 얻고 고치면 됩니다. 지금부터 사랑과 생명의 경이로운 장면들로 새로 채우면 됩니다. 일상생활에 충실하고 성도 공부하고 운동도 하면서 미래를 준비하세요. 멋진 성의 주인공이 될 수 있습니다.

#당신은 소중합니다 #몰라서 한 일은 실수 아닌 미숙함 #배우고 고치면 된다

성매매가
왜 나쁜가요?

성매매가 왜 나쁜 건지 이해가 안 됩니다. 파는 사람은 돈을 버는 거고 구매하는 사람은 돈을 지불하고 성적 만족감을 얻는, 동의에 의한 거래 아닌가요? 성병이나 임신, 피임 같은 건 그 사람들이 알아서 하면 되는데 왜 문제가 되죠?

고2 남

성, 관계, 쾌락은 함께 있을 때 아름답다

아주 좋은 질문입니다. 이런 질문을 통해 성은 무엇인지, 내가 바라는 성은 무엇인지 고민하고 답을 찾아갈 수 있습니다. 우선 님이 하는 말이 성립하려면 성매매가 100% 자유의지로 이루어진다는 전제가 필요합니다. 물론 이런 경우도 있겠지만 성매매 구조상 그렇지 않은 상황이 대부분입니다. 님이 생각하는 것처럼 당사자들이 자유의지로 성매매를 하고, 폭력이나 성병 임신을 예방할 수 있는 상황은 굉장히 비현실적입니다. 님이 말하는 조건을 다 맞춘다 하더라도 우리가 지향하고 함께 만들어 가야 할 성의 모습은 아닙니다.

성매매는 인간의 존엄성을 훼손합니다. 성매매에 종사하는 많은 사람은 자발적인 선택으로 보여도 실제로는 경제적 빈곤, 사회적 불평등, 강압과 같은 외부 요인에 의해 어쩔 수 없이 성매매에 내몰리는 경우가 많습니다. 특히 우리나라의 경우 가출한 청소년들이 성매매에 노출되고, 랜덤 채팅은 성매매와 성폭력의 통로가 된 지 오래입니다. 성 지식, 몸 발달, 힘과 권력이 평등하지 않은 상황에서 100% 동의가 가능할까요? 총, 칼로 협박하지 않는다고 해서 100% 동의라고 할 수 있을까요?

이런 배경임에도 불구하고 님이 말한 기준을 다 갖췄고 당사자들이 성인이라면, 100% 서로의 자유의지로 성매매를 선택했다면 도덕적으로 돌을 던질 수는 없지요. 하지만 성매매는 여전히 법적으로 불법입니다. 공공 보건 및 안전 문제와도 밀접하게 연결되어 있기 때문입니다.

착취와 불평등에 기반한 성이 아니라 우리가 지향할 수 있는 높은 수준의 성이 있습니다. 우리가 나아갈 방향은 성과 사랑, 관계, 쾌락이 함께 있는 모습입니다. 성과 관계, 쾌락이 분리되면 문제가 생깁니다. 건강한 관계 위에 건강한 성이 깃듭니다. 님이 더 나아가야 할 성은 사랑하는 사람과 성을 즐기는 높은 차원입니다. 상대방을 그대로 이해하고 서로에 대한 믿음이 있는 상태이며, 생명도 책임지는 당당하고 자유로운 단계입니다. 생명, 사랑, 쾌락이 모두 있고 서로가 하나라는 바탕이 있으면 자유와 성장에 가까워집니다. 어두운 한국의 성 문화를 밝히는 성인으로 자라길 부탁합니다.

#성매매 #성매매는 불법 #믿음과 책임이 있는 성

저는
복장도착자입니다

제게는 숨기고 싶은 비밀이 있습니다. 여자가 되고 싶지는 않은데 여자 옷 입는 것을 즐깁니다. 모두 잠든 저녁에 혼자 여자 옷을 입고 화장을 하고 나가곤 합니다. 사람들이 저를 여자로 봐준다고 생각하면 너무나도 흥분됩니다. 그리고 그렇게 입고 자위도 합니다. 인터넷으로 찾아보니 '복장 도착'이라고 하더군요. 네, '변태'라고도 합니다. 도대체 저는 왜 이렇게 생긴 걸까요? 아무리 노력해도 그 충동을 자제할 수가 없습니다.

고2 남

성의 스펙트럼은 넓습니다

복장 도착으로 인하여 고민하고 있었군요. 그간, 남들이 변태라고 말하는 행위를 혼자 몰래 해오면서 느꼈을 자괴감, 수치감, 충동 등등 자제해 보려고 노력했지만, 늘 실패를 경험하며 얼마나 힘들었을지 느껴집니다.

아무래도 대부분의 사람은 복장 도착증을 자연스럽게 또는 일반적인 모습으로 생각하지는 않지요. 그러다 보니 쉼사리 님의 개인적인 특성을 이해하고 받아들여지지 않는 것이 사실입니다. 복장도착증은 성적 문제 행동이나 어떤 정신적 문제로 바라보는 경우가 대부분이지요.

하지만, 성은 굉장히 넓은 영역을 가지고 있습니다. 개인의 모습과 삶이 다 다르듯이 성의 영역 역시 굉장히 다양하게 존재합니다. 아주 넓은 성의 영역 중에 많은 사람이 받아들이고 수용하는 영역이 있고, 소수의 사람이 마니아층을 이룬 것처럼 사는 영역도 있는 것뿐이지요. 그렇게 본다면, 님의 복장 도착증은 꼭 고쳐야 하는 병이거나, 문제적 성 행동, 비정상적인 행동이 아니라, 다양한 성의 모습 중에 개인의 기호에 따라 선택된 하나인 거지요.

또한, 인간은 생물학적으로는 하나의 성으로 태어나지만, 내면과 심리적으로는 양성성을 모두 가지고 있습니다. 남성성, 여성성을 다 가지고 있는 것이지요. 그래서 내면에서 다양한 형태로 우리는 남성성·여성성을 발현시켜 가기도 합니다.

그런 모습 중 일환으로 생물학적인 남성성을 그대로 유지하면서 여성의 옷을 입고 여자로 봐주는 것에 흥분감을 느끼고, 자위를 하며, 내면의 여성성을 체험하며 만족감을 느낄 수도 있습니다. 단순히 많은 사람이 님을 변태라고 볼 수 있기 때문에 무작정 고치려고 애를 쓰는 것은, 자기 스스로 이해나 정리가 되지 않은 상황에서 억지로 숨기고 억압하는 것이기 때문에 결국 또 실패를 경험하고 그 좌절감이 반복되면서 더욱 복장 도착에 매달리거나 과격한 형태로 성을 표출해 갈 수도 있습니다.

일단, 이런 복장 도착적인 행동을 일상 중에 어떤 경우에 특히 하고 싶어지는지, 자극의 원인을 찾아볼 필요가 있습니다. 스트레스 해소의 목적인지, 즐거운 유희 과정 때문인지 편안한 상태에서 드는 자연스러운 행위인지, 또는 어떤 영상물이나 외부 자극으로 인하여 하게 되는 것인지 등등, 스스로 현재 이루어지는 패턴을 찾아보고 복장 도착적인 행동을 하게 되는 요인들을 점검해 보면 좋겠습니다.

그리고, 복장 도착적인 행동이 본인의 일상에 어느 정도의 영향을 미치고 있는지 점검해 볼 필요도 있습니다. 일상적으로 해나가야 하는 부분들, 예를 들면, 공부, 운동, 취미 활동, 진로 활동, 친구 관계 등등 우리가 일상에 늘 챙기고 해야 하는 것들이 있을 텐데, 이런 부분을 충분히 잘하면서 일상에 방해가 되지 않는 선에서 복장 도착적인 행동을 하고 있는 것인지, 아니면 님의 일상에 침범하여 제대로 일상을 유지하지 못할 정도로 복장도착적인 행동에 편중되어 진행하고 있는 것인지에 대해 살펴보셔야 합니다.

성의 영역이 넓고 다양한 것은 사실이지만, 그렇다고 해서 모든 영역을 '좋다, 옳다'라고 말하지는 않습니다. 자신의 일상과 타인에게 피해를 주지 않는 선에서 잠깐 즐기는 정도 선에서는 그 사람의 개인적인 취향, 특성, 개성이라고 인정해주지만, 만약 특정 성 행동이 님의 일상을 망가뜨리거나, 타인에게 피해를 끼치는 선이라면 폭력이라고 보고, 변태 행위라고 말할 수 있습니다.

그렇기 때문에 자신의 복장 도착증에 대하여 단순히 행위 자체만으로 변태인가 잘못인가를 보기보다는, 내 삶에, 내 일상에, 그리고 나에게, 타인에게 어떤 영향력을 미치고 있는 것인지 관계성을 살펴보고, 그 선이 넘어간 상황이라면 적극적으로 병원 치료 또는 상담 치료 등이 필요합니다. 그 정도가 아니라 짬짬이 즐기는 정도 선이라면 그 선을 잘 지키면서 자신의 성을 즐기며 누려가도 괜찮습니다. 이렇게 자신의 성 행동에 대해 원인, 영향력 등을 좀 더 복합적으로 살펴보면서 심도 있게 고민을 해보는 것은 필요한 과정입니다.

복장 도착증 행동이 지속되면, 워낙 자극이 큰 영역이라 아직 성장 중인 님에게는 자칫 성적인 방향으로만 편중되어 불균형적인 뇌 발달로 인해 나중에 자신에게 좋지 않은 결과로 작용할 수도 있습니다. 그렇기 때문에 균형감을 가지는 것이 중요한데요. 내가 일상에 복장 도착증 행동을 하고 싶을 때, 즉각적으로 행동을 바로 하기보다는, 세 번 중 한 번 정도는 재빨리 할 수 있는 취미나 운동, 관심 분야로 행동을 취해보는 것도 필요합니다.

자신의 상황을 비정상이고 변태라고 생각해서 억지로 고치기 위한 노력을 하기보다는, 이런 성의 모습도 있다는 것을 인정하면서 좀 더 마음의 여유를 가지고, 나와 타인에게 피해를 끼치지 않고, 일상을 잘 유지해 갈 수 있는 선에서 적절하게 자신의 성적 취향을 누려가고, 그와 더불어 균형감 있는 발달을 위해 복장 도착에 대한 욕구만큼 즐거움이나 관심을 갖게 하는 다른 취미 활동 등을 찾아보길 바랍니다.

#복장 도착증 #성적 취향 #균형감

전 여친의 남친에게
저와의 스킨십 사진을
보냈습니다

얼마 전, 2년 동안 사귀던 여자친구와 헤어졌습니다. 그런데 최근 그녀가 다른 반 남자친구와 사귀고 있다는 사실을 인스타그램을 통해 알게 되었습니다. 저와 헤어진 지 얼마 되지 않아 다른 남자를 만나는 모습이 보기 싫었고, 그들이 잘 지내는 모습이 비참하게 느껴졌습니다. 그래서 충동적으로 예전에 여자친구와 스킨십하며 찍은 사진을 그녀의 현재 남자친구에게 DM으로 보냈습니다. 제가 잘못했다는 것은 알고 있지만, 상처를 준 여자친구도 잘못한 것 아닌가요?

고1 남

이별의 아픔은 누구에게나 똑같습니다

이별은 누구에게나 고통스럽고 힘든 과정입니다. 하지만 이별의 순간에도 상대를 존중하는 성숙한 태도가 필요합니다. 사랑했던 만큼 헤어질 때도 서로를 배려하며 아름답게 관계를 마무리하는 것이 중요합니다. 지금은 괴롭고 힘들겠지만, 이별 이후의 시간을 통해 더 성숙한 자신을 만들어 가는 기회로 삼아 보세요.

이별에도 에티켓이 있습니다. 상대방과의 관계를 끝낼 때는 자신의 감정을 솔직히 전하고 마지막 인사를 나누는 것이 필요합니다. 일방적으로 카톡이나 DM으로 통보하거나, 친구를 통해 전달하는 방식은 상대에게 큰 상처와 혼란을 줄 수 있습니다. 대면으로 솔직하게 이야기하며, 상대를 비난하거나 탓하지 않고 자신의 감정에 중점을 두어 설명하는 것이 중요합니다. 서로의 선택을 존중하며, 마음이 떠난 상대를 받아들이는 자세가 필요합니다.

헤어진 뒤에는 상대방을 비난하거나 그 사람의 불행을 바라지 않아야 합니다. 헤어진 관계라고 해서 그 사람의 사생활을 침해하거나, 둘만의 추억을 다른 사람과 공유하는 행동은 절대로 해서는 안 됩니다. 특히, 사귀는 동안 공유했던 사진이나 영상을 다른 사람에게 전달하거나 유포하는 행위는 도덕적 문제를 넘어 법적으로도 큰 처벌을 받을 수 있습니다. 이는 상대뿐만 아니라 자신에게도 깊은 상처와 후회를 남길 뿐입니다.

법적으로도 이러한 행위는 매우 강력히 처벌됩니다. 성폭력범죄의 처벌 등에 관한 특례법에 따르면, 상대방의 동의 없이 촬영물을 유포하거나 공유하는 행위는 7년 이하의 징역 또는 5천만 원 이하의 벌금에 처할 수 있습니다. 사회적으로도 리벤지 포르노와 같은 행위는 강한 비판과 규탄을 받고 있습니다. 사랑했던 사람에게 상처를 주는 행동은 결국 자신도 더 큰 고통과 후회를 남기게 될 것입니다.

지금 이 순간 님이 어떤 사람으로 기억될지 돌아볼 기회입니다. 정말 좋아했던 사람을 나쁜 사람으로 만들지 않고, 소중했던 관계를 예의를 갖춰 마무리하는 것은 인간관계에서 중요한 품격입니다. DM을 보낸 행동에 대해 진심으로 사과하고, 자신의 잘못을 인정하며 이를 통해 성장할 수 있는 계기로 삼으세요. 실수는 누구나 할 수 있지만, 이를 통해 배우고 더 나은 사람이 되려는 노력이 중요합니다.

지금 겪고 있는 이 흔들리는 시간은 님이 더 깊고 성숙한 사람이 되어가는 과정일 것입니다. 사랑의 마무리를 아름답게 할 줄 아는 사람이야말로 진정한 품격을 가진 사람입니다. 용기 있는 사과와 성찰로 새로운 관계성을 회복하고 성장해 나가기를 응원합니다.

#안전 이별 #에티켓 #리벤지 포르노

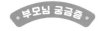

중2 아들이
사촌 여동생 성기를 만졌습니다

아들이 6살 사촌 여동생 성기를 만져서 집안이 난리가 났습니다.
여자아이들이 오면 방문을 열어 놓게 하고 나름 신경 썼는데 이런
일이 생겨서 당혹스럽습니다.
착하고 심성이 바른 아이라서 받아들이기 어렵네요. 조카와 아들을
위한 최선책이 무엇일까요?

이 두 가지가 필요합니다

조카가 받은 상처와 충격 정도에 따라 대처하는 것이 가장 중요합
니다. 어른들이 차분하게 물어보세요. 아이는 기분 나쁜 일 정도로
생각하는데 어른들이 성폭행 피해자로 과하게 대응하면 2차 피해가
생길 수 있습니다. 당시 어떤 일이 있었는지, 기분은 어떤지, 오빠에
게 사과를 받고 싶은지 등을 확인해 주세요. 갑자기 달라진 행동은

없는지도 살펴보기 바랍니다. 잠자는 것, 먹는 것은 괜찮은지, 스킨십을 피하는지 확인해 보면 됩니다. 일상생활에 변화가 있거나 지속적으로 힘들어 할 경우에는 상담이 필요합니다.

일상생활에 큰 변화가 없고 오빠와도 불편하지 않게 지낸다면 큰 상처는 없는 것입니다. 오빠의 잘못을 말한 것은 용기 있는 행동이라고 힘을 북돋아 주세요.

"우리 딸, 말해줘서 정말 고마워. 엄마, 아빠가 너를 도와줄 수 있게 됐잖아. 오빠는 네 덕분에 잘못된 행동을 바로잡을 수 있게 됐어. 우리 딸이 지혜롭고 용기가 많구나."

이런 성과 관련된 사건이 생기면 가족 입장에서는 가해 사실을 인정하기 어렵습니다. 믿고 싶지 않은 마음에 부정부터 하게 됩니다. 힘들어도 일단 인정해야 문제가 풀립니다. 일단 사과하십시오. 여기서 '인정한다'는 뜻은 상대방 얘기를 그대로 받아들인다는 뜻보다는 상대방 이야기를 듣겠다는 의미입니다.

내 아이한테 먼저 물으면 안 됩니다. 내 자식 입장이 되어서 다투고 잘못을 합리화하게 됩니다. 철저하게 피해 아이 입장에 서서 사실을 파악하고 느껴야 합니다. 가해자 쪽에서 이렇게 대응하면 50% 이상 해결할 수 있습니다. 발생 장소에 가서 상황을 그려 보고 조카의 상태도 확인합니다. 얼마나 상처받았는지 조카의 입을 통해서 듣고, 조금이라도 억울함이 없게 해주어야 합니다. 이렇게 정황을 파악하면 아들이 거짓말할 확률을 줄일 수 있습니다.

그런 다음 아들이 사실대로 이야기할 수 있는 분위기를 만들어 주세요. 겁주고 몰아붙이면 혼나지 않으려고 변명하고 거짓말을 합니다. 부모로서 아들의 행동은 잘못됐지만 아이가 나쁜 존재는 아니라는 점을 강조해 주세요. 이 단계를 잘 밟아야 아이가 솔직하게 자신이 한 행동을 이야기할 수 있습니다. 자신이 한 일을 객관적으로 생각하고 고찰하는 과정입니다.

이 두 단계를 잘 밟아야 진심 어린 사과와 재발 방지 단계까지 갈 수 있습니다. 왜 하면 안 되는 행동인지도 잘 짚어주세요. 상대방이 싫어하는 행동을 했기 때문에 잘못입니다. 가슴이나 성기, 특정 신체 부위보다는 강제성에 방점을 찍어주세요. 성기가 아니더라도 동의 없이 하는 스킨십은 전부 문제가 됩니다. 아이는 자기 행동 때문에 동생이 얼마나 슬프고 싫었는지, 무섭고 아팠는지를 느껴야 합니다. 어떻게 진심으로 미안한 마음을 갖게 할 수 있을지 연구하세요. 아들이 잘못했다는 것을 충분히 깨달은 다음 진실한 마음으로 사과해야 합니다. 아이가 미안한 마음을 느끼기도 전에 사과부터 시키면 안 됩니다. 진심으로 잘못을 뉘우친 후에 사과하러 오겠다고 조카에게도 양해를 구하기 바랍니다.

앞 과정을 다 밟은 후에 아들에게 사랑한다고 이야기해 주세요. 이런 상황일수록 존재를 더 세워줘야 합니다. "너는 대단한 아이야. 행동이 잘못된 거야. 그 행동만 고치면 돼. 이번 기회에 잘 배워서 멋진 사람이 되자."라고 이야기해 주세요. 부모 스스로 이런 생각이 있어야 진심으로 사랑한다고 할 수 있습니다. 아이도 희망이 있어야 뉘우치고 사과할 힘이 생깁니다. 성교육도 필요합니다. 사춘기 몸 변화부터 음란물 예방 교육, 성폭력 교육, 건강한 성 비전 등 전반적인 내용을 짚어주기 바랍니다.

#친족 성추행 #피해에 따른 대처 #존재와 행동 분리

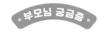

몸캠피싱으로
아들이 협박받고 있어요

15살 아들을 키우고 있는 엄마입니다. 저희 아이가 화상 통화 앱으로 성인 여자와 자위를 했습니다. 그 여자가 아들의 자위 영상을 저장해두었다며 100만 원을 입금하지 않으면 동영상을 아들 친구들한테 보낸다고 협박하고 있어요. 아들이 돈을 안 준다고 하니까 여자가 아이 자위 영상을 제 핸드폰으로 바로 보냈습니다. 지금 돈을 안 보내면 아들 SNS에 올린다고 협박하고 있어요. 아들도 거의 제정신이 아닙니다. 불안해하는 아이가 불쌍하기도 하지만 중학생이나된 녀석이 이런 일을 벌였다는 게 황당합니다. 경찰에 신고해야 할까요?

'몸캠피싱'은 범죄입니다

전형적인 '몸캠피싱' 범죄입니다. 앱을 통해 음란 화상 채팅을 하자고 유도하고 이를 녹화한 뒤 동영상을 빌미로 협박해 금품을 요구하는 수법입니다. 채팅하는데 목소리가 잘 안 들리니 파일을 깔아 보라고 유도해 스마트폰에 악성 코드를 심어 연락처는 물론 휴대폰에 저장되어 있는 모든 정보를 빼내는 수법입니다. 돈을 보내지 않으면 지인들에게 사진이나 동영상을 보내기도 하고 아이의 페이스북에 동영상을 즉시 올립니다.

바로 사이버 수사대에 신고하기 바랍니다. 동영상을 지인들에게 보낼 수도 있는 상황이고, 채팅 업체의 데이터베이스에 채팅 정보(접속 정보, 문자 내용)가 저장되는 기간도 짧기 때문에 신속하게 행동하는 것이 중요합니다. 신고하지 않고 넘어가면 동영상이 유포될 수 있다는 불안감을 가지고 가족을 괴롭힙니다. 돈을 주면 거기서 멈추는 것이 아니라 더 많은 것을 요구할 것입니다. 수사대에 신고하고 관련 증거를 넘긴 후에는 스마트폰에 저장된 앱에서 모두 탈퇴하세요. 단순히 앱을 지우는 것이 아니라 회원 탈퇴를 해야 합니다. 휴대폰도 초기화하세요. 수사대의 도움과 조언을 받기 바랍니다. 돈을 송금하지 않으면 실제로 휴대폰에 저장된 번호로 영상을 전부 보낼 수 있다고 봐야 합니다. 지인들에게 휴대폰이 해킹되어서 피해를 당했다는 상황을 알리고, 영상을 보지 말고 바로 삭제해 달라고 부탁하기 바랍니다. 지인들이 원하지 않는 동영상을 보는 부분도 막을 수 있도록 예방 차원에서도 필요한 절차입니다.

아들이 왜 이런 행동을 했을까 이해하기 어렵지요? 우리 아이가 비정상적인 것은 아닌가, 성적으로 문제가 있는 아이라고 생각할 수 있습니다. 하지만 아이에게 스마트폰과 채팅은 성뿐만 아니라 우정을 경험하는 일상적인 공간입니다. 게다가 성욕, 호기심은 있고 몸캠피싱 범죄도 제대로 모르기에 겁 없이 시도한 것입니다. 전두엽이 미성숙하기 때문에 미래나 결과를 생각하기보다는 현재의 즐거움을 중요시하고 충동적인 판단을 하기 쉬운 때입니다. 아이가 속해 있는 문화를 이해하고, 상황을 솔직하게 이야기해 줘서 고맙다고 격려해 주세요. 법적인 조치와 함께 아들에게는 채팅 앱을 비롯한 SNS 사용 교육과 성교육을 해주기 바랍니다.

이번 일을 통해 아이가 교훈을 얻고 경험을 통해 철저하게 배우는 기회로 만들어 보기 바랍니다. 잘 마무리하고 부모가 지지해 준다면, 아이는 다시 살아갈 희망을 가질 수 있습니다. 누구보다 멋진 성의 주인공이 될 수 있습니다. 위기를 기회로 바꾸는 용기와 지혜가 필요합니다.

#몸캠피싱 #아이의 문화 이해 #위기를 기회로

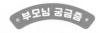

아이가 음란물을 봐요. 어떻게 해야 할까요?

아들의 스마트폰이 고장 나서 대리점에서 데이터를 이전하던 중, 크롬 브라우저를 통해 음란물을 시청했던 기록을 발견하게 되었습니다. 중학생인 아들의 성적 호기심이나 욕구는 자연스러운 것이라고 이해하고 있으며, 남편 역시 남자아이들의 성장 과정에서 흔히 있는 일이라며 크게 걱정하지 말라고 합니다.

하지만 제가 확인한 음란물의 수위가 매우 충격적이어서, 이런 콘텐츠가 아이의 가치관 형성에 미칠 영향이 걱정됩니다. 새 스마트폰을 사줘야 할지 고민하는 상황에서, 이 문제를 어떻게 다루어야 할지 막막한 심정입니다.

적극적인 대화가 필요합니다

너무 당황스럽고 놀라셨죠? 아이가 음란물을 본다는 사실을 알게 되었군요. 부모가 알게 되었는데도 자녀의 음란물 노출 문제를 아무

일도 없었던 것처럼 넘어가는 것은 최선의 방법이 아닙니다. 아이와 솔직한 대화가 필요합니다. 지금 당장 아이의 스마트폰을 빼앗고 음란물을 본 사실을 혼내는 것보다, 아이가 바라보는 성과 사랑의 가치에 대해 이야기를 나누는 계기로 삼는 것이 중요합니다. 음란물을 금지할 것이냐 말 것이냐에 초점을 맞추기보다는, 아이에게 무엇을 가르치고 어떤 이야기를 하고 싶은지를 먼저 생각하고, 이를 위해 무엇이 필요할지 고민해 보세요. 아이가 건강한 성인이 되고, 멋지고 건강하게 성생활을 준비할 수 있도록 돕겠다는 목표를 명확히 하면 대처 기준도 선명해질 것입니다.

아이와 대화를 시작하기 전에 부모로서 음란물에 대해 어떤 생각을 하고 있는지 정리해 보세요. 그리고 아빠와 함께 어떤 주제와 내용을 이야기할지 의견을 조율하기 바랍니다. 엄마와 아빠의 교육 방침과 실제 생활에서의 행동이 일치해야 부모의 말에 힘이 실릴 수 있습니다.

음란물의 내용이 걸렸던 이유는 무엇인가요? 디지털 시대에는 음란물이라고 통칭되는 것들이 단순히 성인물이나 포르노뿐만 아니라, 아동·청소년 성착취물 같은 불법 피해 영상물이 섞여 있기도 합니다. 불법 촬영이나 실제 피해자가 발생한 영상들이 유포되며, 이것이 '야동'이나 음란물로 단순히 인식될 수 있다는 점을 확인해야 합니다.

따라서 아이가 본 영상이 어떤 것인지 정죄하는 것보다 중요한 것은 어른들의 해석입니다. 행위가 선정적이고 충격적인 것에만 집중하기보다는, 음란물이나 포르노가 사람, 특히 여성을 성적 대상화한다는 점을 가르쳐야 합니다. 사람은 남자와 여자, 강자와 약자를 떠나 모두 존중받아야 한다는 사실을 알려주세요. 또한 아이가 일상생활에서 여자, 어린아이들, 혹은 같은 반에서 약자인 친구들을 어떻게 대하는지 살펴보는 것도 중요합니다.

음란물에 나오는 여성의 신체는 비현실적이고 인위적으로 만들어졌다는 점도 강조해야 합니다. 음란물은 몸과 성관계에 대한 잘못된 성 지식을 심어줄 수 있습니다. 포르노는 사랑과 쾌락, 생명을 하나로 연결된 성관계로 보지 않고 이를 조각내어 분리합니다. 사랑과 쾌락을 따로 떼어 놓고 생명은 고려하지 않으며, 충격적인 성행위 영상을 강조하는 음란물은 인간의 존엄과 생명을 생략하고 있습니다. 이러한 부분에 대한 해석을 아이에게 설명해 줄 필요가 있습니다.

또한 음란물에 중독되거나 음란물에 영향을 받으며 자위할 경우 사정 속도가 빨라져 쾌락 자체에도 걸림돌이 될 수 있습니다. 이는 단순히 가치나 도덕적 차원의 문제가 아니라 그 자체로 중독성이 강하기 때문에 어른들도 조절하기 어려운 부분입니다.

과거에도 음란물이 존재했지만, 오늘날에는 스마트폰과 초고속 인터넷, 와이파이가 일상화되면서 음란물이 미치는 충격과 여파는 과거와 분명히 다릅니다. 언제 어디서든 마음만 먹으면 24시간 제한 없이 빠르게 음란물을 볼 수 있고, 더 강하고 새로운 영상을 계속해서 찾게 되는 환경이 만들어졌습니다. 특히 실제적인 성 경험이 없고 교육을 통한 간접 경험도 없는 어린 사람일수록 음란물이 미치는 영향은 더욱 강력합니다.

대화를 통해 자녀에게 전달할 관점을 명확히 해야 합니다. 장기적으로 보면 음란물을 보는 것은 삶에 부정적인 영향을 미칠 뿐 아니라 자신이 누릴 건강한 성생활에도 걸림돌이 된다는 점을 알려주세요. 따라서 아이가 스스로를 위해 조절하고 음란물을 보지 않겠다는 계획을 세울 동기를 부여해야 합니다. 단기적으로는 음란물이 무엇이 거짓이고 진실인지, 성관계에서 필요한 것과 좋은 성관계의 기준이 무엇인지를 알려주며, 음란물이 연출된 것이고 사실과 다른 거짓말이라는 점을 깨닫게 해야 합니다. 진정으로 사랑하는 관계에서는 이러한 영상들이 도움되지 않는다는 것도 알게 해야 합니다.

단순히 금지하는 것을 넘어 남성과 여성의 몸, 건강한 쾌락에 대한 비전을 제시하면 음란물이 시시해지고 더 이상 속지 않겠다는 결심을 할 수 있습니다. 앞으로 나는 어떤 성의 주인공이 될 것인지 비전을 가지면 그에 맞게 자신의 성 충동과 욕구를 잘 관리할 수 있습니다.

아이와 대화를 통해 성에 대한 흥미를 갖는 것은 '정상적'이라는 점을 강조하며, 궁금증이 생길 때 언제든 부모에게 물어봐도 된다고 알려주세요. 모든 것을 한 번에 다 알려주려고 하기보다는 상황과 계기를 잘 잡아 필요한 만큼만 알려주면 됩니다.

또한 필요한 교육 기회를 만들어 줄 수 있는 확장성도 열어두세요. 이번 일을 계기로 아이와 진솔한 대화를 시작하는 첫 단추를 끼운다고 생각하세요. 이러한 성적인 대화는 아이가 성적으로 성숙하고 건강한 어른으로 성장하는 데 가장 중요한 기초이자 밑거름이 될 것입니다.

아동·청소년 성착취물 #음란물은 연출 #진솔한 대화 필요

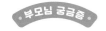

아들이 학교에서
유사 성 행동을 했습니다

오늘 학교 선생님의 전화를 받았습니다. 중1짜리 아들이 쉬는 시간에 같은 반 친구와 엉덩이를 비비는 행동을 했다고 합니다. 친구 엉덩이에다가 자기 성기 부위를 비비고 이상한 소리를 냈다고 해요.

더 큰 문제는 상대방 아이가 성적 수치심을 느꼈다는 겁니다. 남자 아이끼리 한 일이니 서로 장난이라고 생각하는 제가 안일한 건가요? 저희 아이는 둘이 워낙 친하고 친구도 싫다고 한 적이 없어서 친구도 재밌어하는 줄 알았대요.

물론 잘못한 행동이고 사과도 꼭 필요하다고 생각합니다. 하지만 학교 선생님들이 아이를 성범죄자로 대하는 점이 화가 납니다. 동갑내기 친구끼리 있었던 일을 이렇게까지 확대해야 하나요? 이렇게 성폭력 범죄로 몰고 가는 것도 능사는 아니라고 봅니다. 우리 아이를 아주 별난 아이처럼 만드는 상황이 괴롭습니다. 좋은 답변 부탁드립니다.

No means No

생각지도 못한 아이의 행동에 많이 놀라셨죠? 성범죄자로 몰아가는 분위기에 마음이 많이 상하셨을 것 같습니다. 아이의 행동은 인터넷 발달과 아이들 손마다 들려 있는 스마트 기기, 지식 위주의 성교육, 음란물, 놀이를 빼앗긴 시대에서 불거졌다고 생각합니다. 어른들의 문제가 더 큽니다.

하지만 아이의 행동은 잘못입니다. 이번 일을 잘 정리하면 뼈와 살이 되는 교훈을 얻을 수 있습니다. 더 큰 문제를 예방할 수 있는 계기라고 생각해 주세요.

우선 아이 입장에서 이게 왜 잘못인지 정확하게 깨달아야 합니다. "같은 동갑내기 친구끼리 장난으로 한 일이니 괜찮다"는 생각은 버려야 합니다. 남자아이들이니 큰 상처는 없을 거라는 편견도 벗어나야 합니다. 성별이나 부위 문제가 아니라 당사자가 싫어하는 행동을 했다는 것이 문제입니다. 물론 내 아이 입장에서는 친구가 말로 싫다고 하거나 몸으로 강하게 저항하지 않았으니 동의했다고 생각할 수 있습니다.

동의와 'No'의 의미를 새롭게 정의해 주세요. 말과 행동으로 적극적으로 원하는 상태가 동의입니다. 그러지 않고 우물쭈물하거나 마지못해 한 느낌이 있더라도 넓은 의미에서는 'No'입니다. 말뿐만 아니라 눈빛, 몸짓, 말투로 상대방에게 공감하는 능력을 길러 주기 바랍니다. 더불어 두 친구의 사이가 평등한지 살펴보세요. 싫다고 말하면 안 될 것 같은 마음이 들 수 있다는 점도 짚어주기 바랍니다.

요즘은 성 관련 뉴스가 많이 나오고 부모나 학교 모두 성 문제에 신경이 곤두서 있습니다. 경제적으로는 점점 더 어려워지고, 학업 문제까지 걸려 있지요. 남자아이 부모님은 혹시 우리 아이가 성 문제를 일으킬까, 여자아이 부모님은 혹시나 피해자가 될까 하는 불안이 깔려 있습니다. 이런 맥락에서 지금 상황을 바라보기 바랍니다. 사과하고 잘못을 아는 일은 부정적인 성 경험이 아니라 어두운 성을 밝혀 주는 일입니다.

아이의 자존감은 세워 주세요. 행동은 잘못했지만, 아이의 존재가 나쁜 것은 아닙니다. 무엇이 잘못된 행동인지 핵심을 짚어주세요. 다른 사람이 원하지 않는 행동을 한 것은 잘못입니다. 성적 수치심을 느꼈을 친구 입장에서 생각해 보고 철저히 공감해야 합니다. 여기서 진정한 사과와 행동을 바꿀 수 있는 힘이 나옵니다. 친구도 마음이 누그러지고 위로가 됩니다. 어머니도 함께 사과하기 바랍니다. 부모님이 별일 아니다, 장난이었는데 왜 이렇게까지 하느냐는 마음이 있으면 아이들이 반성하지 않습니다.

#유사 성행동 #No means no #동의와 'No'의 의미 정립

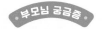

아들이 '지인 능욕(허위 영상물 제작·배포)'으로 강제 전학 처분을 받았습니다

아들이 딥페이크 성범죄를 저질렀습니다. 아들이 같은 반 여학생들의 사진을 텔레그램에 올렸다는 이유로 경찰에 신고되었다는 연락을 받았습니다. 이후 진술서를 작성하고, 피해 여학생들을 직접 찾아가 사과하며 용서를 구했지만, 학교에서는 강제 전학이라는 강력한 처벌을 내렸습니다. 학교의 결정이 예상보다 무겁게 느껴져 항소를 고민했지만, 피해를 입은 여학생들과 그 부모님들을 생각하면 너무나도 죄송한 마음뿐입니다. 착하고 순수하다고만 생각했던 아들이 이런 일을 저질렀다는 사실에 크게 실망했습니다. 이번 사건을 계기로 아들과 어떤 대화를 해야 할지 막막합니다.

또한, 아들이 진심으로 반성하고 있는지, 혹시 이 일이 계기가 되어 성범죄자가 되는 것은 아닐지 두렵습니다.

현재 전학 준비를 해야 하는 상황에서, 아들에게 어떻게 이 문제의 심각성을 제대로 인식시키고 다시는 이런 일이 반복되지 않도록 도울 수 있을지 고민이 깊습니다.

딥페이크 성범죄는 '장난'이 아니라 '범죄'입니다

현재 어려운 상황에 놓여 있습니다. 특히, 아들이 진심으로 반성하고 있는지, 앞으로 다시는 이런 일이 반복되지 않게 어떻게 지도해야 할지 고민이 많을 것으로 생각됩니다. 이 글을 통해 조금이나마 방향을 잡을 수 있게 도움을 드리고자 합니다.

딥페이크나 사진 및 영상 합성과 관련된 성적 행동 문제를 보면, 아이들이 이를 단순히 '장난'으로 인식하는 경우가 많습니다. 어떤 잘못을 했는지, 그리고 문제의 본질이 무엇인지 제대로 파악하지 못하는 아이들도 있으며, 이는 아이의 부모님도 마찬가지입니다. 실제로 딥페이크 성범죄 피해 지도를 공개해 화제가 되었던 사례에서도 문제를 정확히 인식하고 해결하려 했던 주체는 어른이 아니라 상황을 명확히 이해한 십대 친구들이었습니다. 이는 디지털 세대가 문제의 본질 속에 있다는 것을 보여줍니다.

딥페이크는 인공지능 기술인 딥러닝(Deep Learning)과 가짜(Fake)의 합성어로, 사람의 얼굴이나 음성을 진짜처럼 합성한 가짜 이미지, 영상, 오디오를 생성하는 기술입니다. 이 기술은 오래전에 개발되어 상용화되었으며, 현재는 누구나 쉽게 애플리케이션을 통해 사용할 수 있는 일반적인 기술입니다. 문제는 딥페이크 자체가 아니라 이를 악용해 연예인을 넘어 같은 반 친구나 교사 등 지인을 대상으로 '지인능욕'이나 '겹지방*'과 같은 성적 모멸감을 주는 이미지나 영상을 제작함으로써 피해자에게 심각한 고통을 주는 데 있습니다. 이는 단순한 기술적 문제가 아니라 인간 존엄성을 훼손하고 타인을 존중하지 않는 태도에서 비롯된 심각한 범죄입니다.

법적으로도 딥페이크 성범죄는 강력히 처벌됩니다. 성폭력범죄의 처벌 등에 관한 특례법에 따르면, 딥페이크를 이용해 성적 욕망이나 수치심을 유발할 수 있는 형태로 영상을 편집·합성·가공하는 행위는 5년 이하의 징역 또는 5천만 원 이하의 벌금에 처할 수 있습니다 (제14조의2). 또한, 허위 영상물을 이용해 협박하거나 권리 행사를 방해하는 경우 최대 3년 이상의 유기징역이 선고될 수 있습니다(제14조의3).

N번방 사건 이후, 딥페이크 성범죄(허위 영상물 제작)에 대한 처벌 규정이 대폭 강화되었습니다. 2024년 9월 25일 개정된 성폭력처벌법에 따라 딥페이크 성 착취물을 포함한 허위 영상물의 소지, 구입, 저장, 시청 행위도 처벌 대상이 되었으며, 이러한 행위는 3년 이하의 징역 또는 3천만 원 이하의 벌금에 처할 수 있습니다. 법률은 성적 이미지나 영상의 제작 및 유포뿐만 아니라 보관 자체도 범죄로 규정하고 있으며, 이는 피해자에게 큰 고통을 안기는 중대한 범죄임을 명확히 인식해야 합니다. 딥페이크 성범죄는 단톡방이나 SNS에서

• 겹지방: '겹치는 지인'의 줄인말로, 지인의 실명과 사진, 딥페이크 합성물 등을 공유하는 채팅방.

단순히 관전하거나 시청하는 행위만으로도 가해 행동이 될 수 있으며, 이는 범죄로 간주된다는 인식이 필요합니다.

딥페이크 성범죄에 대한 우려가 커지면서 사회적으로 SNS 비공개 운동이 확산되고, 자녀들의 사진 노출을 막기 위한 노력이 이어지고 있습니다. 학교에서도 학생들에게 SNS 비공개를 권장하고 있지만, 사진을 삭제하거나 비공개로 전환하는 것만으로는 근본적인 해결책이 될 수 없습니다. 디지털 시대에는 인간 존엄성이 훼손되지 않도록 사회 전반의 인식과 태도를 변화시키는 것이 필수입니다.

지금 겪고 있는 상황이 얼마나 막막하고 고통스러울지 감히 헤아리기 어렵습니다. 아들이 저지른 잘못으로 인해 느낄 혼란과 책임감은 부모로서 당연히 무겁게 다가오겠지만, 이 문제를 바로잡고 아들이 올바른 길로 나아갈 수 있도록 돕는 것이야말로 지금 가장 중요한 일입니다.

아들에게는 이번 일을 단순한 실수가 아닌 타인의 존엄성을 훼손한 중대한 잘못임을 분명히 알려주세요. 동시에, 그 잘못을 바로잡을 기회와 다시 시작할 수 있는 희망도 함께 주길 바랍니다. 법적·도덕적 책임을 가르치는 것과 더불어, 인간 존중과 공감의 중요성을 깨닫게 하는 것이 무엇보다 중요합니다. 끝까지 포기하지 말고 아이를 믿고 이끌어 주길 바랍니다.

딥페이크와 SNS, 쇼츠, 메타버스, 채팅 앱, 위기의 아이들

공유는 '음란물 유포'라는 범죄 행위

음란물을 유포하거나 반포하는 행위는 성인들만 저지르는 범죄가 아닙니다. 디지털 기기를 자유롭게 사용하는 십대들이 범죄로 인식하지 못한 채 너무 쉽게 공유하거나 인증하고, 링크를 복사하는 과정에서 음란물 유포라는 범죄를 저지르게 되는 경우가 많습니다.

최근 들어 음란물 유포, 소지, 신체 사진 공유, 사고팔기 등이 랜덤 채팅과 SNS 같은 인터넷 커뮤니티 공간에서 무분별하게 이루어지고 있습니다. 특히 음란물 제작과 유포의 심각성을 알지 못한 채 이를 모방하는 청소년들이 늘어나고 있습니다. 이들은 법적인 문제를 고려하지 않고 단순히 팔로워 수를 늘리거나 사람들의 반응을 즐기기 위해 이러한 행동을 합니다. 더욱 심각한 문제는 아동·청소년 성착취물을 범죄라는 인식 없이 공유하는 사례가 많다는 점입니다.

실제로 아동·청소년이 등장하는 음란물을 유포하거나 소지하고 공유하는 연령층이 점점 낮아지고 있습니다. 2022~2023년 서울지방경찰청 조사에 따르면, 아동·청소년 성착취물 유포 및 소지 적발자 중 성인이 49%, 청소년이 51%로 나타나 충격을 주고 있습니다.

  음란물, 흔히 '야동'이라 불리는 콘텐츠는 아동·청소년 성착취물을 포함한 다양한 불법 콘텐츠로 통칭되고 있습니다.
  합법적인 경로를 통해 유통되는 성인물은 규제를 받고 있으며, 미성년자가 접근할 수 없도록 제한되어 있습니다. 그러나 우리나라는 불법적인 경로를 통해 음란물이 유통되고 있어, 성인물로 규정하기 어려운 아동·청소년 성착취물이 섞인 음란물에 노출되는 경우가 많습니다. 과거에는 주로 AV 성인 배우가 출연해 연출된 상황을 보여주는 영상이 주를 이루었지만, 최근에는 일반인이 올린 사진이나 동영상, 불법 촬영물이 유포되고 이를 재가공한 영상물이 점점 증가하고 있습니다. 특정 음란물 사이트뿐 아니라 유튜브나 사진 공유 앱 등을 통해 나이에 맞지 않은 성적 콘텐츠에 쉽게 접근할 수 있는 환경이 조성되고 있습니다.

[SNS와 음란물 유통의 문제점]
- SNS는 기존 인터넷 환경과 비교해 콘텐츠의 양과 접근성이 매우 다릅니다.
- SNS에서는 한 번에 재생되는 영상의 개수에 제한이 없으며, 가입 시 성인 인증 절차도 없고 자체 심의도 이루어지지 않습니다.
- 쇼츠와 릴스 같은 짧은 영상들 중 수위 높은 콘텐츠가 제재 없이 노출되고 있습니다.
- 팔로워들에게 공유된 성적 영상은 수위와 양을 예측할 수 없으며, 연령

에 관계없이 노출됩니다.

- 특히 오픈채팅, X(구 트위터), 페이스북, 인스타그램, 디스코드, 텔레그램 같은 비밀 대화방에서는 #(해시태그)를 통해 노출되거나 암호화된 방식으로 대화가 이루어져 내용 검열이나 제재가 어렵습니다.

최근에는 딥페이크 기술이나 AI 도구(예: 챗GPT)를 활용한 영상 제작이 증가하며 법망을 피해가는 사례도 늘어나고 있습니다. 아동·청소년 성착취물과 같은 범죄 영상의 경우 법적 제재가 음란물 유포 속도를 따라가지 못하는 것이 현실입니다. 따라서 물리적으로 차단하는 법적 방법보다 아이들 스스로 깨닫고 범죄라는 인식을 할 수 있는 메타인지 능력을 키우는 교육이 필요합니다.

안전 규칙: 공유가 아닌 신고! (음란물에 대한 올바른 이해가 나를 지킵니다)

1. 불법촬영물(몰카), 야동(아동·청소년 성착취물), 출처 없는 노출 사진과 영상은 범죄입니다. 어떤 경로든 이를 공유하지 않아야 합니다. 음란물 공유 및 게시는 미성년자라 할지라도 아동·청소년 보호법(아동 이용 음란물죄) 및 정보통신망법에 저촉됩니다.

2. '아동·청소년 이용 음란물'에서 '아동·청소년 성착취물'로 용어가 변경되었습니다. 성적 동영상을 공유하기 전 이것이 범죄에 해당하는 영상임을 자각해야 하며, 단톡방이나 SNS에 올릴 경우 자신이 범죄 음란물 유포자가 된다는 사실을 반드시 알아야 합니다.

3. 다른 사람의 SNS 사진을 무단으로 공유하면 개인정보보호법 및 초상권 침해에 해당됩니다. 특히 다른 사람의 사진이나 영상을 음란물에 합성하거나 AI를 활용해 포르노 영상을 제작하는 것은 모두 범죄입니다.

4. 허위 영상물은 명백한 범죄입니다. 지인 능욕이나 딥페이크 기술을 활용해 영상물을 합성하거나 제작하는 행위는 장난이 아니라 범죄입니다. 피해자의 의사에 반하여 얼굴, 신체 또는 음성을 편집·합성·가공하여 성적 욕망이나 수치심을 유발할 수 있는 형태로 만드는 것은 모두 법적으로 처벌받습니다.

5. SNS나 커뮤니티에 떠도는 허위 영상물을 시청하거나 편집, 공유하면 안 됩니다. 페이크와 같은 허위 영상물을 편집하거나 복제해 반포하는 행위는 강화된 법률에 따라 중대한 범죄로 간주됩니다.

6. 오픈채팅이나 SNS에 게시하거나 공유할 때 주의하세요. 직접 제작하지 않았더라도 허위영상물이나 음란물을 사고파는 행위는 의도성이 드러나는 범죄입니다. 특히 인기 있는 영상이나 게시물을 '공유'하거나 '좋아요'를 누르기 전에 그것이 허위 영상물이거나 아동·청소년 성착취물이 아닌지 반드시 확인해야 합니다. 주목받고 싶다면 공유가 아니라 신고해야 합니다!

음란물
바로 알기

음란물은 아동·청소년 성착취물과 같은 범죄적 요소를 포함하는 경우가 많습니다. 따라서 우리는 음란물의 개념을 새롭게 정의할 필요가 있습니다. 그러나 현실적으로 음란물에 노출된 청소년들은 이를 올바르게 판단하고 이로운 결정을 내리기 어렵습니다. 이에 따라 음란물의 본질을 해석하고 파악하려는 접근이 필요합니다.

음란물은 한 번 접하면 반복적으로 보고 싶은 욕구를 유발합니다. 성적 행위는 '성적 끌림'을 제공하며, 성적 충동과 욕구를 자극합니다. 성은 인간의 강력한 에너지 중 하나로, 선명한 이미지가 뇌에 각인되어 잔상이 남고, 이는 다시 음란물을 찾게 만드는 원인이 됩니다. 이는 도파민 분비로 인해 뇌에 강렬한 흔적이 남는 것과 같습니다.

음란물은 여성을 인격체가 아닌 성기 중심의 성적 대상으로 바라보게 만듭니다. 이로 인해 여성관이 왜곡되고, 여성을 단순히 성적 대상이나 사물, 장난감으로 여기는 태도가 생길 수 있습니다. 여성 스스로도 음란물에 노출되면 자신을 비하하거나 낮게 평가하는 심리가 형성될 수 있습니다.

특히 청소년의 경우 음란물을 과도하게 접하면 이를 실행해 보고 싶은 충동을 느낄 가능성이 높습니다. 성장기 청소년은 뇌가 발달하고 있어서 이성적인 판단과 절제가 어렵고, 현실과 가상을 분리하는 능력이 미숙합니다. 이에 따라 가치관이 확립되지 않은 상태에서 피해자의 고통을 이해하지 못하고, 자기 객관화가 어려워 잘못된 선택을 할 가능성이 커집니다. 이러한 행동은 자신과 타인에게 피해를 줄 수 있다는 점을 고려하지 못한 채 이루어질 수 있습니다.

또한, 음란물의 과도한 영향은 신체적으로도 부정적인 결과를 초래할 수 있습니다. 자연스러운 신체 욕구를 넘어 과도한 자위를 유발하며, 음란물을 보며 자위를 반복하는 습관이 형성됩니다. 많은 청소년이 음란물을 보며 자위할 때 점점 사정 속도가 빨라지는 것을 호소합니다. 실제 푸른아우성에서 캠프 및 교육을 진행한 청소년들 중 80% 정도가 음란물을 보고 자위를 할 때 사정이 빠르다고 고백합니다. 이같이 우리 몸의 부정적 변화를 만듭니다.

음란물은 과장된 연출을 통해 왜곡된 성적 자극을 제공합니다. 이는 실제 경험이 없는 청소년들에게 왜곡된 성 정보를 학습하게 만듭니다. 예를 들어 포르노 여배우의 가슴은 비정상적으로 크고 동그랗고 유두의 색도 다릅니다. 실제 인간의 가슴은 절대 그렇게 생길 수가 없습니다. 이는 남성들의 판타지를 자극하기 위해 만들어진 것입니다. 이러한 연출은 사실과 동떨어져 있으며, 잘못된 기대와 비교 의식을 심어줍니다.

남성 배우도 음경 크기나 발기 유지 시간 등이 약물이나 특수 효과로 과장되며, 연애와 사랑 같은 감정적 요소는 배제됩니다. 또한, 질병 예방, 피임, 임신과 출산 같은 중요한 생명 윤리적 측면은 삭제되고, 오직 성기와 행위 중심의 성적 자극을 극대화하는 데 초점이 맞춰져 있습니다. 이는 마케팅과 판매를 목적으로 한 상업적 전략일 뿐입니다.

결론적으로 음란물이 성 정보를 제공하는 학습 경로가 되어서는 안 됩니다. 이를 분별하지 못하면 청소년들은 포르노 속 배우들과 자신을 비교하며 왜곡된 자기 인식을 가질 수 있습니다. 사실을 정확히 알면 음란물을 이겨낼 수 있습니다. 본질을 파악하면 속지 않습니다.

음란물
뛰어넘기

이 문제를 어떻게 해결해야 할까요? 음란물 문제는 단순히 극복의 차원이 아니라 초월의 차원에서 접근해야 합니다. 극복은 참거나 인내하는 것이지만, 초월은 이를 뛰어넘는 것입니다.

음란물을 보게 되더라도 절대로 속지 말자

음란물을 보게 되더라도 절대로 속지 말아야 합니다. 음란물(성인물)이 만들어지는 과정을 생각해 보면, 포르노는 단순한 상품에 불과합니다. 이는 판매를 목적으로 과장된 연출과 거짓으로 만들어진 '쇼(Show)'입니다. 배우들은 감독의 지시에 따라 연기하며, 카메라 앵글과 편집을 통해 자극적인 장면을 강조합니다. 남성 성기를 모조품으로 대체하거나 사정 행위조차 조작하고, 성관계 시간이 현실과 다르게 연출됩니다. 이러한 쇼는 배우들의 과장된 연기로 이루어지며, 마치 영화를 현실로 믿지 않듯이 음란물에도 속지 않는 분별력이 필요합니다.

음란물 앞에서 자존감을 세우자

음란물을 본 것에 대한 죄책감이나 음란물에 의존하는 자신을 비하하지 말아야 합니다. 만약 음란물로 인해 자기 비하가 생긴다면, 자신의 존재 가치를 높이는 데 집중해야 할 시점입니다. 나는 세상에 단 하나뿐인 소중한 존재이며, 참 괜찮은 사람이라는 점을 명심하세요. 자기 성의 주체는 바로 '자기 자신'입니다. 자신의 성 의식은 어떤 것에도 의존하거나 비교되지 않는 고결한 자신만의 기준으로 세워져야 합니다.

디지털 환경을 반영한 음란물 교육

현대 디지털 환경에서는 SNS, 인터넷, 스마트폰, 앱 등을 통해 언제 어디서든 부모의 눈을 피해 음란물을 접할 수 있습니다. 과거와 달리 성적 콘텐츠를 접하는 매체와 내용이 다양해졌으며, 부모가 통제하거나 감시한다고 해서 이를 완전히 막을 수 없습니다. 새로운 기술과 성적 콘텐츠의 속도를 제도와 규제가 따라잡기 어려운 상황입니다.

특히 불법촬영물이나 아동·청소년 성착취물은 단순한 음란물이 아니라 명백한 범죄로 바라봐야 합니다. 따라서 제도적·기술적 대안이 마련되기 전까지는 교육을 통해 음란물의 경로와 환경에 대한 예방 및 대처 능력을 길러야 합니다.

아청법
바로 알기

제가 서울 보호감찰소에서 강의를 진행했던 적이 있습니다. 그곳에는 아청법 위반으로 기소유예나 집행유예를 받은 사람들이 의무교육을 받으러 오는데, 그들의 생생한 이야기를 들으며 청소년들이 이러한 상황에 대해 제대로 알지 못해 억울한 처벌을 받을 수 있다는 현실을 깨닫게 되었습니다.

저는 법률 전문가는 아니지만, 준법정신을 바탕으로 아청법을 잘 이해하고 과도한 처벌을 예방할 수 있도록 꼭 알아야 할 내용을 전달하고자 합니다. 이번 시간을 통해 남자 청소년들이 올바른 지식을 배우고 분별력을 갖추기를 바랍니다.

아동·청소년의 성보호에 관한 법률(이하, 아청법)

공포일 2024.10.16. 시행일 2024.10.16. 일부 개정.

아동·청소년의 성보호에 관한 법률을 줄여서 '아청법'이라고 말하며 청소년 친구들은 무시무시한 법률로 '철컹철컹'이라고 부릅니다. 특히 '아동·청소년 성착취물'과 관련된 위반 사례가 많아 대표적인 범죄로 간주됩니다. 이전에는 '아동·청소년 이용 음란물'로 불렸으나, 이제는 '아동·청소년 성착취물'로 용어가 변경되었습니다. 이를 설명하면 다음과 같습니다.

- 아동·청소년 또는 아동·청소년으로 명백히 인식될 수 있는 사람이나 표현물이 등장하여,
- 성교 행위, 유사 성교 행위, 신체의 전부 또는 일부를 접촉·노출하는 행위 등 일반인의 성적 수치심이나 혐오감을 일으키는 행위를 묘사하거나,
- 자위 행위 또는 그 밖의 성적 행위를 표현하는 콘텐츠를 말합니다.
- 이는 필름, 비디오물, 게임물, 컴퓨터 및 통신매체를 통한 화상·영상 등 다양한 형태로 제작될 수 있습니다.

즉, 보호받아야 할 아동·청소년이 등장하는 불법적인 성적 콘텐츠를 제작, 시청, 유포하는 모든 행위가 범죄에 해당합니다.

아동·청소년 성착취물 관련 사례
많은 청소년이 아동·청소년 성착취물을 쉽게 접하거나 심지어 제작하기도 합니다. 19금 웹툰, 유튜브 영상, SNS에서 퍼져 있는 콘텐츠나 다크웹 및 불법사이트를 통해 무분별하게 시청하거나 유포하는 경우가 많습니다. 이는 법률 위반임에도 불구하고 이를 인지하지 못하는 경우가 대부분입니다.

1. 웹툰 캐릭터 기반 일러스트 제작

- 웹툰 캐릭터를 참고해 일러스트 프로그램으로 아동·청소년으로 인식될 수 있는 가상의 인물이 성행위를 하는 그림을 그린 경우도 아동성착취물 제작으로 간주됩니다(2022고합318).
- 법은 제작 방법이나 매체에 제한을 두지 않으며, 단순히 그림이라도 처벌 대상이 됩니다.

2. 소지와 고의성 판단

- 아동·청소년 성착취물을 소지한 경우 "몰랐다"는 핑계로 고의를 부인하려는 시도가 많습니다. 하지만 법원은 소지 경위와 대화 내용, 파일 제목 및 일부 시청 여부 등을 종합적으로 판단하여 처벌합니다(2021고합175).

많은 청소년이 회원 가입 없이 인터넷에서 보기만 하면 처벌받지 않을 것이라고 착각합니다. 그러나 이는 사실이 아닙니다. 인터넷 접속 기록(IP 주소)을 통해 의도적 접근 여부를 추적할 수 있으며, 반복된 접속만으로도 수사 대상에 오를 수 있습니다. VPN이나 해외 서버를 이용해도 안전하지 않습니다. 실제로 보호관찰소 교육에서 VPN을 사용했음에도 재범으로 적발된 사례를 두 번이나 목격했습니다.

우리나라는 음란물과 아동·청소년 성착취물 모두 불법 경로를 통해 유통되며 합법화된 적이 없습니다.

COPS 프로그램

세계 여러 나라의 수사기관은 COPS 프로그램을 사용해 음란물을 추적하고 수사 기록을 공유합니다. 예를 들어 미국 사이트에서 문제가 발견되면 우리나라에서도 관련 대상자를 추적할 수 있습니다. 2020~2021년 동안 COPS 프로그램으로 적발된 아동·청소년 성착취물 건수는 4,113건이며, 현재도 실시간으로 운영되고 있습니다.

아동·청소년 성착취물 범죄는 신상 등록과 취업 제한

아청법을 어기면 벌금이나 기소유예로 교육을 받고 끝날 수도 있고, 20년간 신상 등록 대상자가 될 수도 있습니다. 아동 청소년 이용 음란물을 다운받거나 유포했거나 제작하면 처벌이 높아지고, 20년간 신상 등록 대상자로 등록되면 성폭력 알림e 사이트에 신상 기록이 올라가서 시민들이 조회할 수 있게 됩니다. 신상 등록이 되면 매년 한 번씩 경찰서에서 출석해 사진을 찍어야 합니다. 얼마나 치욕스럽습니까?

너무나도 불명예스러운 일입니다. 비자 문제도 생깁니다. 유학을 못 가고, 신혼여행으로 외국도 못 갑니다. 10년 취업 제한도 있습니다. 공무원 시험, 국립대 진학, 교사의 꿈이 다 물거품이 됩니다. 안일하게 생각했던 성적 동영상 다운과 유포, 제작 때문에 이런 결과로 이어진다는 것은 너무 끔찍한 결말입니다. 동영상 유포나 제작이 거창한 게 아닙니다. 스마트폰으로 야동을 톡방에 올리고, SNS에 공유하고, 내 성기 사진이나 동영상을 보내는 것이 음란물 유포와 제작에 해당됩니다. 아동·청소년 이용 음란물에 대한 처벌이 이렇게 강력하다는 것을 알고 있어야 합니다.

아동·청소년의 성보호에 관한 법률
제11조 ① 아동·청소년성착취물을 제작·수입 또는 수출한 자는 무기 또는 5년 이상의 징역에 처한다.

에필로그

하얀도화지 (유지영)

혹시 밤하늘에 쏟아지는 별들을 본 적이 있을까요?

내 눈에 보이는 별은 하나지만, 실제로는 내 눈에 보이지 않는 별들이 수백억 개에 달한다고 합니다. 내가 지금, 이 순간 보고 들은 성에 대한 정보 하나로 나는 성을 모두 안다고 생각하지만, 내 눈에 보이지 않는 수백억 개의 별들처럼, 내가 모르는 성에 대한 것들이 훨씬 더 많을 수 있답니다.

눈을 멀게 하는 강력한 별빛이 지금 당장 나의 모습, 타인의 모습, 모든 성의 모습인 것 같지만, 잠깐 눈을 감고 다시 어두운 하늘에 눈을 뜨고 바라보면, 반짝반짝 참 많은 별빛이 우리를, 누군가를, 모든 생명을 비추고 있음을 알게 될 거예요. 우리의 성은 내가 살아가는 인생 과정인 삶이기 때문에, 저마다 자기만의 삶이 존재합니다. 그 모든 존재는 소중하고 가치 있는 반짝이는 하나의 별들입니다.

수많은 정보와 나를 현혹하는 이미지들, 누군가가 만들어 놓은 혐오문화를 그저 강력한 빛이라고 생각하며 그 빛만 쫓아야 할 것이 아니라, 은은하게 그 주위를 저마다의 밝기로 비추고 있는 아름다운 반짝임들과 그 수많은 별이 모여 함께 만드는 은하의 아름다움을 기억했으면 좋겠어요. 아름다운 별자리, 거대한 은하, 우주의 암흑을 빛내는 천체들은 함께했을 때, 서로 간의 에너지를 주고받으면서 빛을 발하듯이, 우리 친구들의 성은 결국 나와 누군가와의 행복한 교감과 건강한 교류 속에서 다양한 성을 만들어 가고, 사람과 사람 사이의 연결 고리 속에 이어져 가는 과정입니다.

나와 다른 이의 빛이 어우러져 더 또렷한 별을 빚어낼 수 있도록, 각자의 빛을 존중하고, 나만의 별빛을 만들어가기 위해 이 책은 많은 도움이 될 거로 생각합니다. 우리 친구들의 건강하고 행복한 성장을 응원할게요.

슬로우리(이석영)

혹시 요즘 성에 대해 궁금한 게 많아졌나요?

그렇다면 그건 정말 자연스러운 거예요. 몸이 자라고 마음이 커가는 시기에는 누구나 성에 관심을 두게 되니까요. 그건 전혀 이상하거나 부끄러운 일이 아니랍니다. 그런데 우리는 종종 '그런 관심은 숨겨야 해', '말하면 안 되는 거야'라는 식으로 배워 왔지요. 그래서 혼자 몰래 찾아보기도 하고, 누가 물으면 모르는 척하기도 하지요. 그러다 보면 성에 대한 왜곡된 정보를 먼저 만나게 되는데, 그 대표적인 예가 바로 '음란물'입니다.

음란물은 자극적이고 순간적으로 흥미로울 수 있지만, 거기 나오는 성은 대부분 연출된 거랍니다. 서로를 존중하고 소통하는 모습이 아니라, 한쪽의 욕구만 부각된 모습이 많아요. 특히 여성을 남성의 성적 욕구를 채우기 위한 '대상'처럼 묘사하는 경우가 흔합니다. 그런 걸 계속 보다 보면, 성이 상대를 이해하고 마음을 나누는 관계가 아니라 단순히 자극과 쾌락만을 위한 행동처럼 느껴질 수 있어요. 그래서 꼭 말해주고 싶습니다. 성은 단순한 행동이 아니라 관계입니다. 서로의 마음을 나누고, 함께 성장해 가는 경험이 바로 '진짜 성'입니다.

음란물 같은 왜곡된 장면들은 우리 친구들이 맺을 수 있는 건강하고 깊은 관계를 방해할 수도 있어요. 자극적인 정보에 휘둘리다 보면 정말 소중한 감정과 연결을 놓칠지도 모르거든요. 그런 것에 흔들리지 않고, 진짜 관계를 만들어 가는 사람으로 자라길 진심으로 바랄게요.

마성(김주영)

성적 호기심! 성호르몬 덕분에 찾아오는 자연스러운 성장 과정이지요. 하지만 때로는 이 성적 호기심이 디지털 기기와 만나면서 예상치 못한

에필로그

사고로 이어질 수 있어요. 그런 사고로 상처를 입게 되면, 평생 아름답게 누리고 꽃피울 나다운 성에 위기가 올 수도 있어요. 그래서 성이 단순히 장난스러운 호기심으로 흘러가지 않도록, 의미 있는 성장으로 이끄는 단단한 뿌리 생각을 잘 다져놓아야 해요.

사춘기는 처음이라 어색할 수밖에 없지요. 그런 우리 친구들의 성장을 위한 나침반이 되어줄 지침서랍니다! 나다운 성을 만들어가는 일상을 멋지게 펼쳐가길, 온 마음을 담아 응원할게요.

설리반(이동훈)

현장에서 남자 청소년들을 만나면 이런 질문들을 자주 하지요.

"선생님, 섹스를 잘하려면 어떻게 해야 하나요?", "성기가 커야 좋은 거 맞죠?"

겉으로는 장난스럽고 짓궂게 들릴 수 있지만, 그 속에서 진짜 목소리를 찾고 있지요.

"사랑받지 못하면 어찌할지 걱정돼요.", "내가 잘하고 있는 걸까요?", "너무 외로워요."

요즘 사회는 끊임없이 말합니다.

"더 잘해야 해.", "더 멋져야 해.", "완벽해야 해."

그 말들은 우리를 계속 비교하게 만들고, 있는 그대로의 나를 자꾸 불안하게 바라보게 합니다. 아무 이유 없이도 우리는 사랑받을 존재인데, 세상은 계속해서 '이유'를 요구합니다.

하지만 정말 중요한 건 남들이 만든 기준에 나를 맞추는 게 아니라, 나만의 기준과 나만의 속도를 찾아가는 것입니다. 누군가가 이런 말을 했습니다.

"예쁘고 멋있는 건 중요하지. 하지만 그 기준이 모두 같다면, 우리는 똑같은 옷을 입고, 똑같은 행동을 하며, 똑같은 모습일 거야. 그런데 세상은 그렇지 않잖아."

생각도 다르고, 가치관도 다르기 때문에 우리는 더 특별하고, 더 아름다워요. 지금, 이 순간에도 충분히 멋지게 빛나는 자신을 먼저 믿고 아껴주길 바랍니다.

멋진 우리 모두를 위해, 파이팅!

미라클(김보창)

친구들 안녕!

요즘은 스마트폰이나 컴퓨터가 없으면 어찌나 불편한지, 생활필수품이 됐지요? 디지털 기기만 있으면 심심할 틈 없이 재밌게 시간을 보낼 수 있으니 좋긴 합니다. 하지만 이런 디지털 세상이 재미있고 편리한 만큼, 조금은 조심해야 할 부분도 있어요. 정보가 너무 많다 보니 틀린 정보도 함께 섞여 있거든요.

사실 스마트폰 말고도 세상에 재미있는 것들이 정말 많답니다! 처음엔 지루해 보일 수 있지만, 실제로 경험해 보면 디지털로는 느낄 수 없는 특별한 즐거움이 있어요.

또 요즘은 인터넷에서 음란물을 너무 쉽게 접할 수 있어서, 성에 대해 잘못된 생각을 갖게 될 수도 있지요. 이런 경우에 위험한 상황에 노출될 가능성도 있고. 성관계나 성적인 행동을 가볍게 생각하게 될 수도 있지만, 한 번쯤은 '이게 정말 올바른 걸까?', '이런 관계가 건강한 걸까?' 하고 생각해 보면 좋겠습니다.

여러분이 성에 대해 제대로 배우고 고민하면서 자신만의 건강한 가치관을 만들어 갔으면 해요. 언제나 응원할게요!

행복한 우쌤(우선영)

인간은 살아가면서 '나다움'을 알아가고 찾아가는 과정이 중요합니다.

특히 청소년 시기에는 '나다움'을 찾는 과정에서 더 큰 혼란과 어려움을 겪게 되는 것 같아요. 나다움에는 성과 관련된 요소들도 포함됩니다. 나는 어떤 남성이 되고 싶은지 어떤 인간관계를 추구하는지 나의 경계는 어디까지인지 등 이런 부분들이 모여 나중에 건강한 성적 관계를 만들어가는 데 중요한 역할들을 하게 될 거예요.

"성이란 무엇인가?"라는 물음에 답을 찾는 건 막연하고 어려울 수 있어요. 우리는 성에 대해 배우는 게 익숙한 듯 하지만, 막상 자세하게 들여다 보면 정리되어 있지 않은 부분들이 많기도 해요. 성인이든 청소년이든 성에 관한 부분은 인간의 행복과 안전 그리고 건강과 연결되어 있어요. 그렇기에 진지하게 배우고 제대로 알아야 할 필요가 있답니다.

우리는 누구나 성적 존재이지만 성을 대하는 태도는 사람마다 달라요. 우리는 상대의 태도에서 그 사람의 마음과 가치관을 간접적으로 느낄 수 있지요. 여러분은 성과 관련해 어떤 태도를 가진 사람이 되고 싶나요? 이 물음에 대한 답을 찾아갈 때 《아우성 빨간책》이 나만의 기준과 방향성을 찾는 데 도움이 되었으면 합니다.

딱따구리(김유경) ─────

안녕, 친구들!

성을 아주 긍정적으로, 그리고 아름답게 바라보는 딱따구리쌤이에요. 이 책이 여러분에게 어떻게 다가갈지 무척 기대되고 설레는 마음이에요.

여러분이 생각하는 성은 어떤 모습일까요?

여러분이 느끼는 성은 어떤 감정과 어떤 의미가 있을까요?

직접 이야기를 나눌 수 없어 아쉽지만, 꼭 전하고 싶은 말이 있습니다.

혹시 여러분이 성을 단지 생식기로만 생각하고 있다면, 그건 성의 일부분만 알고 있다는 거죠. 물론 신체 부위도 성의 일부일 수 있지만, 성은 단지 몸의 문제가 아니라, 그보다 훨씬 넓고 깊은, 여러분의 삶 전체와 연결된 이야기랍니다.

성은 곧 여러분 각자의 삶이죠. 10대인 여러분이 겪는 크고 작은 고민, 그 과정 하나하나가 바로 여러분만의 성을 만들어 가는 일이죠. 그래서 이 책은 단순한 성 이야기가 아니라, 여러분 삶의 이야기이기도 합니다.

이 책을 통해 여러분도 성의 한 조각을 차근차근 정립해 나가길 바라고, 이를 시작으로 성이 줄 수 있는 긍정적인 영향들을 알아가길 진심으로 응원합니다.

샘물(기선주)

만약 시간을 되돌릴 수 있다면, 성 문제로 어려움을 겪는 모든 사람을 청소년 시절로 데려가 성에 관해 다시 배우게 하고 싶어요. 우리는 어른이 되면 자연스럽게 사람들과 건강한 관계를 맺고, 옳고 그름을 구분해 바르게 살아갈 것으로 생각하지만, 그렇지 않은 사람들도 존재하죠. 실제로는 그 사람이 무엇을 어떻게 배웠는지에 따라 삶을 결정짓는답니다.

사춘기가 시작되고 끝나는 10대에서 20대 초반까지, 성에 대해 무엇을 보고 듣고 배웠는지에 따라 인생 전체가 달라질 수 있어요. 그래서 이 시기를 성교육의 '골든타임'이라 부른답니다. 그러니 누군가는 그토록 되돌리고 싶은 청소년기에 사는 여러분, 평생에 내가 되고 싶은 것을 보고. 듣고. 익히고. 훈련하길 바랍니다.

"내가 지금 알고 있는 걸 그때도 알았더라면…." 이런 말을 많이들 하죠. 바로 지금이 '그때'이니 부디 사랑스러운 청소년이여. 부지런히 좋은 것을 가려 배우고 살아 봅시다.

이 세상 그 무엇보다 소중한 나를 위해서 성에 대해 고민하고 배우는 일처럼 가성비 좋은 것도 없답니다. 영어. 수학이야 책 한 권 읽는다고 등급이 크게 오르지 않지만, 성교육은 좋은 책 한 권만으로도 성에 대한 지식이나 가치관의 등급을 크게 올릴 수 있습니다. 그 가치에 맞는 자존감을 가지고 청소년기를 지나 성인이 되어서도 청소년기에 배운 '아름다운 우리들의 성'이 빛나기를 진심으로 바랍니다.

하얀나비(오수인)

청소년 시기의 큰 관심사 중 하나는 '사랑'이라고 생각합니다. 사실 청소년기뿐만 아니라 어른이 되어도 똑같답니다.

부디 다양한 사랑을 경험해 보길 바랍니다. 그 사랑 속에서 그 관계 속에서 '나' 자신이 어떤 사랑을 하는 사람인지 알아가 보길…. 어떤 상황에서 내가 어떤 감정을 느끼고 어떤 행동을 하는 사람인지 느껴보고 경험해 보길 바랍니다.

사랑의 경험이 쌓이다 보면, 결국에는 나와 맞는 사랑의 방식, 나와 조화롭게 어울릴 수 있는 사람을 자연스럽게 알게 되는 날이 올 거랍니다. 작은 팁을 하나 주자면, '웃음 코드가 잘 맞는 사람'을 만나면 생각보다 훨씬 더 즐겁고 오래 함께할 수 있답니다.

〈권인하 - 사랑 그리고 우린〉이라는 노래를 들으면, 불같이 서툴렀던 어린 시절의 사랑이 떠오르지요. 사랑은 단순히 아름답고 설레는 감정만이 아니란 걸, 갈등과 이별을 겪으면서 점점 알게 됩니다. 이별까지도, 그리고 이별 후에도 '사랑'이라는 감정이 이어진다는 것.

"이별, 그 아름다운 침묵에 홀려"라는 가사의 의미가 마음에 와닿는 날이 온다면, 그건 여러분이 '깊은 사랑을 해본 사람'이라는 증거일 거예요. 그 사랑이 아름다웠음을 기억하고, 상처에 머무르기보다는 그 경험을 품고 건강하게 나아가길 응원할게요.

윤슬(김난)

주변 어른들의 잔소리가 듣기 싫고, 형제자매와 자주 다투고, 하루에도 기분이 오락가락. 나도 내가 왜 이러나 싶지요? 아마 그건 사춘기를 제대로 겪는 중일 거예요!

이 시기는 몸도 마음도 빠르게 변하는 시기라서, 감정이 훅 치솟거나 이유 없이 복잡하게 느껴질 수 있어요. 기쁨, 슬픔, 분노, 불안 같은 다양한 감정들이 일상 곳곳에 스며들게 되지요. 하지만 걱정하지 마세요. 이런 감정 변화는 매우 자연스럽고, 누구나 겪는 정상적인 일이랍니다.

중요한 건, 그 감정에 휘둘리지 않고 어떻게 잘 다룰지를 배우는 거랍니다. 내 감정은 내가 느끼는 것이니까, 결국 그 감정을 어떻게 받아들이고 표현할지는 본인이 선택하는 거예요. 그래서 지금은 나만의 방법을 찾아보는 시기지요. 친구들이나 스마트폰에만 집중하지 말고, 산책하기, 걷기, 샤워하기, 좋아하는 향 맡기, 애착 인형 안고 있기, 맛있는 거 먹기, 요리하기 등 나만의 감정 조절법을 찾아 보세요.

힘든 순간에 감정을 부정하거나 억누르기보다는, 그 감정이 전하는 메시지를 이해하고, 때로는 잠시 멈춰 깊이 생각해 보며, 차분하게 표현하는 연습을 해보세요. 이런 작은 노력들이 모이면 우리의 삶이 더욱 건강하고 풍요로운 방향으로 나아갈 수 있을 거랍니다.

완다(신진아)

어딘가에서 각자의 인생을 향해 달리고 있을 여러분에게,

열심히 달리고 있음에도 불구하고, 왜 이렇게 숨이 차고 힘든지, 끝이 보이지 않는 것 같아 막막하게 느껴지진 않나요? 혹시 다른 사람과 자신을 비교하면서 "왜 나만 뒤처지는 걸까?" 하고 자책하고 있지는 않은지요.

이 시기엔 감정 기복도 심하고, 예민해지고, 또래 관계도 서툴 수 있어요. 그럴 수 있어요, 정말 충분히! 그러니까 너무 조급해 하지 않았으면 해요.

잠시 숨을 고르고, 친구들과 이야기도 나누고, 주변도 천천히 둘러보면서, 나만의 달리기를 해보세요. 그렇게 하루하루를 쌓아가다 보면 어느

날 문득 즐기면서 달리는 나를 발견하게 될 거예요.

물론 혼자서도 잘 해낼 수 있겠지만, 혹시 너무 힘들고 외롭고 정답을 알 수 없다고 느껴질 땐 언제든 우리를 찾아와 주세요. 여러분 곁에서 함께 뛰어주고, 응원도 해주고, 길을 잃지 않고 여러분의 속도로 잘 달릴 수 있도록 든든한 페이스메이커가 되어줄게요!

샤론(이미영)

책을 통해 궁금했던 점이 조금이라도 풀렸을까요? 아니면 원래 생각했던 것과 달라서 푸른아우성의 답변이 만족스럽지 않았을까요? 만일 답이 충분하지 않았거나 다른 고민이 있다면 언제든 푸른아우성을 찾아주길 바라요. 성에 대해 알고 싶어 하는 것은 부끄럽고 창피한 것이 아니니까요. 오히려 성적 존재로서 나의 권리가 무엇인지 잘 배울 때 나다운 성을 누릴 수 있으니까요.

성은 단순히 신체나 성관계 같은 '행위'만을 의미하지 않아요. 성은 생명, 곧 '나'라는 존재의 시작이고, 서로를 존중하고 소통하는 관계의 방식이지요. 그래서 성을 안다는 것은 곧 사람 사이의 매너를 배우고, 서로의 경계를 이해하고, 나의 감정과 욕구를 건강하게 표현하는 법을 배우는 거랍니다.

"나에게 성은 어떤 의미일까?"

"나의 성적 욕구를 어떻게 건강하게 표현할 수 있을까?"

"좋아하는 사람과 안전한 성적 관계를 위해 어떤 준비가 필요할까?"

이 책을 통해 이와 같은 질문들을 스스로에게 던져보세요.

그 과정을 통해 분명히 성에 대한 이해가 깊어지고, 나답게 즐겁고 건강한 성을 만나게 될 거예요.

열매(정창인)

안녕, 이 글을 읽는 여러분에게 따뜻한 마음을 담아 인사를 전할게요. 사춘기를 지나며 몸과 마음에 많은 변화가 생기고, 성에 대한 궁금증도 자연스럽게 생길 거예요. 성은 절대 부끄러운 것이 아니랍니다. 그것은 단순히 몸에 관한 정보뿐만 아니라 감정, 관계, 그리고 스스로를 이해할 수 있는, 깊이 연결된 소중한 주제랍니다.

우리 사회는 종종 "남자니까 참고 강해야 한다"라는 이야기를 하지만, 그 말이 꼭 옳은 것은 아닙니다. 감정을 표현하는 것은 약한 행동이 아니라 오히려 용기 있는 행동이고, 이 책을 읽고 있는 여러분은 충분히 괜찮은 사람입니다. 이 점을 꼭 기억했으면 합니다.

몸의 변화, 자위, 성적 감정 같은 것들은 모두 자연스러운 과정이지요. 중요한 것은 내 몸을 소중히 여기고, 다른 사람을 존중하며 대하는 태도랍니다. 누군가를 좋아하는 마음도 아름답지만, 모든 관계는 서로의 동의와 존중 속에서만 건강하게 자라날 수 있어요.

또한 인터넷이나 음란물에서 접하는 정보는 현실과 다를 수 있다는 점을 알아두면 좋겠습니다. 잘못된 정보를 그대로 믿기보다는 신뢰할 수 있는 자료를 찾아보거나 믿을 만한 어른에게 물어보는 것도 좋은 방법이랍니다.

무엇보다 꼭 기억해 주세요! 남들이 정해 놓은 틀에 맞지 않아도 괜찮고, 다른 사람과 비교하지 않아도 지금, 이 순간 그대로 충분히 소중하고 멋진 사람이랍니다. 이 여정을 혼자서 감당하려 하지 말고, 필요할 때는 꼭 도움을 요청하세요. 우리 사회가 누구나 믿고 의지할 수 있는 어른이 곁에 있는 따뜻한 사회가 되길 진심으로 소망하며, 여러분의 성장과 행복을 응원할게요.

오렌지(최유현)

지금 여러분 안에서 뻗어나가는 호기심과 힘은 정말 놀라워요! 세상을 집어삼킬 만큼 강렬하고, 무엇이든 해낼 수 있을 것 같은 에너지가 느껴지지요. 저는 그런 힘과 용기가 무척 부럽답니다! 어른이 되면 자주 겁쟁이가 되고, 안정적인 길만을 선택하려고 하거든요. 그래서 지금 여러분이 가진 그 힘을 어떻게 쓰느냐가 정말 중요하다고 생각합니다.

가장 어려운 일에 그 힘을 써보는 건 어떨까요? 그렇게 하면 여러분은 더욱 강해질 거예요. 그런데, 그 힘을 타인을 이기는 데 쓰는 것이 아니라, 자기 자신을 이기는 데 써보는 건 어떨까요? 세상에서 가장 어려운 일이 바로 자기 자신을 이기는 것이랍니다. 그것은 여러분을 진정 멋진 사람으로 만들어 주는 길이기도 합니다.

이 세상의 모든 영웅은 자신의 나태함, 과도한 호기심, 그리고 자신의 힘을 조절하고 다스림으로써 탄생할 수 있었습니다. 이것은 변하지 않는 진리지요! 여러분이 자기 자신을 이기는 길에 들어선다면, 저는 진심으로 여러분을 응원할게요. 그 여정에서 여러분은 더 강하고 멋진 사람이 될 거랍니다.

아토(임신영)

남자라고 해서 항상 씩씩해야 하고 감정을 참아내야 하는 건 아니에요. 울고 싶을 땐 울어도 되고, 도움이 필요할 땐 누군가에게 기대도 됩니다. 여러분의 감정을 자유롭게 표현하는 연습을 해보세요.

주변의 시선을 두려워하지 말고 여러분만의 표현 방법을 찾아보면 좋겠어요. 그럼 다른 사람의 감정도 잘 이해하고 공감할 수 있을 거예요. 진짜 스스로를 표현할 줄 아는 멋진 어른으로 성장하길 항상 응원할게요!

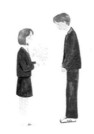

요즘 사춘기 아들을 위한
아우성 빨간책

초판 1쇄 발행 2025년 5월 26일

지은이 푸른아우성
그 림 우민혜
감 수 구성애
발행처 이너북
발행인 이선이

편 집 심미정
디자인 이유진
마케팅 김 집, 송희준

등 록 2004년 4월 26일 제2004-000100호
주 소 서울특별시 마포구 백범로 13 신촌르메이에르타운 II 305-2호.(노고산동)
전 화 02-323-9477 | **팩스** 02-323-2074
E-mail innerbook@naver.com
블로그 blog.naver.com/innerbook
포스트 post.naver.com/innerbook
인스타그램 @innerbook_

ⓒ 푸른아우성

ISBN 979-11-94697-11-4 (43510)